W0254431

Grenzgebiete der inneren Medizin und Neurologie

Grenzgebiete der inneren Medizin und Neurologie in Klinik und Praxis

Herausgegeben
von
Prof. Dr. D. Miskolczy
Budapest

Mit 17 Abbildungen

1972
Verlag Johann Ambrosius Barth

Aus dem Ungarischen übersetzt von
Dr. Aliz Hartai

Originalangaben des Buches:
A bel- és ideggyógyászat határterületi kérdései
Szerkesztette
Dr. Miskolczy Dezső
Medicina Könyvkiadó, Budapest

ISBN-13: 978-3-540-79637-4 e-ISBN-13: 978-3-642-86883-2
DOI:10.1007/978-3-642-86883-2

Gemeinschaftsausgabe des Verlags Johann Ambrosius Barth, Frankfurt
und des Akadémiai Kiadó, Budapest

Inhalt

Vorwort

Eine Übersicht über die Grenzgebiete der inneren Medizin und Neurologie zu geben, ist eine dankbare Aufgabe. Diese Grenzgebiete umfassen wohl die meisten Erkrankungen des Gesamtorganismus mit einem reichhaltigen klinischen Beobachtungsgut. Es gibt kaum eine Krankheit der inneren Organe, welche die im Organismus überall vorhandenen neuralen Elemente nicht beeinflussen würde; ein Großteil der neurologischen Erkrankungen wieder wirkt sich auf die Funktion der inneren Organe aus. Es ist weder leicht, noch wäre es richtig, die beiden medizinischen Disziplinen voneinander abzugrenzen. Betrachten wir die Krankheiten von ihrer symptomatologischen Seite, oder legen wir die Ätiologie bzw. die pathologischen Veränderungen der primär erkrankten Organe einer Klassifizierung zugrunde, so reihen sich wesensverschiedene Erkrankungen aneinander. Halten wir uns an eine ätiologische Gruppierung, so leiden die differentialdiagnostischen Gesichtspunkte darunter, da die gleichen Symptome als Früh- oder Spätzeichen in Krankheitsbildern vorkommen, die verschiedenen Krankheitsgruppen angehören, abgesehen davon, daß die Ätiologie zahlreicher, selbst alltäglicher Erkrankungen noch ungeklärt ist.

Dieses Buch ist ein Versuch oder eher eine Anregung, die beiden, am engsten verflochtenen medizinischen Disziplinen, die inneren und neurologischen Krankheiten, einheitlich zu betrachten; ein Versuch, der naturgemäß nur skizzen- und lückenhaft gelingen kann. Es war auch nicht unsere Absicht, sämtliche neurologische und innere Erkrankungen bzw. Syndrome lexikalisch zu besprechen. Das hätte den Rahmen des Buches gesprengt. Wir haben uns zum Ziel gesetzt, dem praktischen Arzt in der richtigen Einschätzung der fast täglich geklagten Beschwerden und beobachteten Symptome behilflich zu sein. Dieser Beitrag soll dazu dienen, eine erste Grundlage für die Erwägung diagnostischer Möglichkeiten zu sein. Weitere, in die Einzelheiten gehende Aufklärung ist in der speziellen Literatur zu suchen. Im Schrifttum sind im allgemeinen nur die wichtigsten zusammenfassenden Arbeiten angeführt.

Eine besondere Freude war es für mich, den Eifer meiner Mitarbeiter der von mir geleiteten neurologischen Abteilung des Institutes für Ärztliche Fortbildung (Vorstand: Prof. Dr. Tibor Kádár) zu sehen, mit dem sie sich an der Zusammenstellung des Buches beteiligt haben: Frau Dr. Zsuzsa Frey, Frau Dr. Margit Gallai, Frau Dr. Erika Tunkl, Herr Dr. Iván Dénes, Herr Dr. András Faragó. Herrn Dr. Iván Dénes danke ich für seine Hilfe bei der Redaktion.

Es ist uns allen eine angenehme Pflicht, meinem langjährigen Freund, Herrn Prof. Stephan Környey, für seine fachlichen Ratschläge und seiner Gattin, Frau Dr. Anneliese Környey-Heuck für ihre Hilfe bei der Überprüfung des deutschen Textes unseren herzlichen Dank auszusprechen.

Budapest, im August 1971

Dezső Miskolczy

Einleitung der Autoren

»Ihr jungen Leute habt's heute schwer«, hat Adolf Strümpell* vor 50 Jahren im Kreise seiner Mitarbeiter geäußert. »Zu meiner Zeit brauchte man einen Patienten nur einmal gründlich zu untersuchen und man hatte eine neue Krankheit entdeckt!«

Heute, ein halbes Jahrhundert später, gibt es kaum noch neue Krankheiten zu entdecken, höchstens pathologisch-physiologische, chemische, hormonale und funktionelle Zusammenhänge aufzudecken. Die Teamarbeit verschiedener Spezialisten erweitert unsere Kenntnisse, wobei der einzelne oft weitgehend anonym bleibt.

Diese Spezialisierung ist zeitbedingt und betrifft nicht nur die Medizin, sondern alle Gebiete der Naturwissenschaften und Technik. Der Wissensstoff ist so unübersehbar geworden, daß ein Menschenalter nicht ausreicht, die Publikationen eines Fachgebietes zu studieren und auszuwerten. Der einzelne leidet oft darunter, daß ihm die Übersicht über den Fortschritt der gesamten Medizin, sogar über sein Fachgebiet verloren zu gehen droht.

Der Kliniker ist in der glücklichen Lage, die Vorteile der Teamarbeit ausnutzen zu können. Diese garantiert einen ständigen Informationsfluß während der Dienstzeit von der eigenen und den benachbarten Disziplinen. Außerdem kann er Computer um Auskunft bitten, die in Sekundenschnelle Fragen beantworten oder Literaturstellen angeben.

Der niedergelassene Arzt muß noch absehbare Zeit auf diese Teamarbeit warten. Auch ist die Zahl der Datenbanken noch zu gering, um alle Anforderungen erfüllen zu können. Hier sind Bücher willkommen, die sich mit den Grenzgebieten befassen, wie unser Buch mit denen der inneren Medizin und Neurologie.

Ein Internist im mittleren Lebensalter erinnert sich heute mit einer Mischung aus Stolz und Staunen seines neurologischen Staatsexa-

* Adolf Strümpell, Internist und Neurologe, 1853–1925

mens. Es ist ihm kaum mehr vorstellbar, daß er damals alle motorischen und sensiblen Leitungsbahnen parat haben mußte samt Zentralen, Schaltstellen, Reflexbögen und Ganglien. Damals wußte er, was ein Ausfall einer solchen Zentrale oder eine Leitungsunterbrechung zu bedeuten hatte, er konnte von Paresen und Sensibilitätsausfällen in der Peripherie auf den zugehörigen Hirnschaden schließen und umgekehrt. Es ist aber ein Naturgesetz, daß nicht ständig gefordertes Wissen verblassen und schließlich in Vergessenheit geraten muß.

Der Neurologe andererseits hat vor Jahrzehnten eine internistische Grundausbildung absolviert, ohne die kein Arzt die Approbation erlangen kann. Er hat Herztöne auskultiert, auf Geräusche und Rhythmusstörungen geachtet, den Blutdruck kontrolliert, er hat gelernt, zu digitalisieren und Diabetiker einzustellen. Aber auch seine internistischen Kenntnisse verblassen unter dem Druck der täglichen Sprechstunde, unter dem Zwang, im eigenen Fachgebiet auf dem laufenden zu bleiben und unter der Unmöglichkeit, die internistische Literatur noch zu übersehen.

Der Teamarbeiter lernt durch Diskussion. Der Zwang dazu ist der beste Stimulus zur Fortbildung. Das böse Wort vom »öden Spezialistentum« wird auf diesem Wege bald der Vergangenheit angehören. Der Einzelkämpfer, angewiesen auf scharfe Beobachtungsgabe und kritischen Verstand und hervorragendes Gedächtnis, ist für Orientierungshilfen dankbar.

An Beispielen für die Nützlichkeit der Zusammenarbeit zwischen Internisten und Neurologen könnte man jede Seite des Buches nennen. Hingewiesen sei auf das Kapitel über den Kopfschmerz. Wenn Friedmann und Merritt feststellen, daß 50% aller Patienten, die ärztliche Hilfe suchen, an Kopfschmerzen leiden, ist über die Vieldeutigkeit dieses Symptoms alles gesagt. Jeder Internist wird die Differentialdiagnose des Kopfschmerzes von seinem Fachgebiet her aufzuklären versuchen. Das heißt, er wird nach einer sorgfältigen Allgemeinuntersuchung zunächst nach Kreislaufstörungen, Stoffwechselkrankheiten, chronischen Infektionen oder Intoxikationen fahnden. Das Interesse des Neurologen richtet sich mehr auf eine Migräne, eine Trigeminusneuralgie oder das schwierige Gebiet der Tumordiagnostik im frühen Stadium.

Die Diagnose erfolgt schließlich durch Ausschluß der nicht nachweisbaren Ursachen, wobei es sich gleich bleibt, von welcher Fachrichtung her begonnen wird. Hauptsache ist, daß der Spezialist des anderen Faches überhaupt gefragt wird und daß bei vitaler Bedrohung nicht zuviel Zeit verloren wird.

Vor der Therapie soll die richtige Diagnose stehen, das ist selbstverständlich. Je nach Wesensart des Arztes sind aber Unterschiede vorhanden. Die Therapie, besonders aber die Nebenwirkungen der Arzneimittel, steht heute im Mittelpunkt der Aufmerksamkeit. Wieviele Contergan-Geschädigte suchten als erstes einen Neurologen auf, um von ihren quälenden Neuritiden geheilt zu werden! Wurde immer nach Arzneimittelmißbrauch gefragt oder nur daran gedacht?

Heute befassen wir uns z. B. mit den Opfern des Phenacetins, die infolge jahrelangen Abusus schwere Nierenschäden davongetragen haben. Auch der Neurologe muß wissen, daß dieses Kopfschmerzmittel bei Überdosierung selbst Kopfschmerzen verursachen kann und so in einen Teufelskreis führt (s. S. 67).

Als letztes Beispiel sei der Schwindel genannt, ein vieldeutiges Symptom, das neben Internisten und Neurologen auch Augen- und Ohrenärzte beschäftigt. Bei Vernachlässigung der Grenzgebiete ist hier leicht eine Fehldiagnose gestellt, die sich mit dem Namen der Menièreschen Krankheit zufrieden gibt und zu therapeutischem Nihilismus führt, während die Grundkrankheit, z. B. ein Hirnödem, eine Anämie oder eine Vertigo e vesica fellea laesa übersehen wird. In dem Abschnitt über Schwindel sind auch die seltenen differentialdiagnostischen Möglichkeiten in Erinnerung gebracht.

Das Thema ist deswegen besonders aktuell, weil das internistisch-neurologisch-psychiatrische Grenzgebiet im Rahmen der modernen Industriegesellschaft und ihrer Zivilisationskrankheiten immer mehr an Bedeutung gewinnt. Wasser- und Luftverschmutzung, Lärm, Hetze, Verkehrschaos, beruflicher Dauerstress, Genußmittel- und Rauschmittel- und Medikamentenmißbrauch führen zu Traumen, die Leib und Seele, innere Organe und Nervensystem in gleicher Weise treffen. Nur gemeinsam ist der Abwehrkampf zu führen, der sich auf Prävention und Therapie erstreckt. Die Fachärzte der Grenzgebiete müssen eng zusammenarbeiten, wollen wir diesen Kampf nicht verlieren!

I. Läsionen der Formatio reticularis des Hirnstammes

von

Dezső Miskolczy

Bereits im Jahre 1855 bezeichnete J. v. Lenhossék die lockere weiße Substanz der Medulla oblongata und Brückenhaube als Processus reticularis und erkannte, daß sie Nervenzellengruppen enthält. Später haben sich die von Deiters (1865) gebrauchten Namen *Formatio* und *Substantia reticularis* eingebürgert. Zahlreiche anatomische und pathologische Arbeiten beschäftigten sich mit der Struktur und den Verbindungen dieser Kerngruppen. Einen Einblick in ihre Funktion gewährten jedoch erst die Tierexperimente von Bremer (1935), sodann die von Moruzzi und Magoun (1949), die den Aufschwung zu einer intensiven Erschließung dieses komplexen Struktursystems gaben.

Moruzzi und Magoun fanden, daß bei Tieren, bei denen infolge der Durchtrennung des Hirnstammes an der Zwischen-Mittelhirngrenze (»cerveau isolé«, Bremer: isoliertes Vorderhirn) das Elektroenzephalogramm synchronisiert war, die Reizung der retikulären Formation zur Desynchronisierung der Rindentätigkeit führte. Es entstand eine Weckreaktion. Sie benannten den von der retikulären Formation ausgehenden und der Großhirnrinde zustrebenden Faserkomplex *aszendierendes, aktivierendes retikuläres System*. Auch die retikulären Kerne des Thalamus üben eine regulierende Wirkung auf die Funktion der Großhirnrinde aus. Sie schließen sich dem retikulären Hirnstammsystem an. Die entsprechenden Kerngruppen des Hirnstammes hat Penfield als zentrenzephales System bezeichnet.

Dank den anatomischen und physiologischen Forschungen der letzten Jahrzehnte ließen sich die Verbindungen der retikulären Zellgruppen mit den höher- und tiefergelegenen Segmenten des Zentralorgans und durch deren Vermittlung mit der Peripherie klarer erfassen. Es erwies sich dabei, daß die Formatio reticularis nicht als eine einheitliche, aber auch nicht als eine diffuse Struktur bezeichnet werden kann (Brodal 1958).

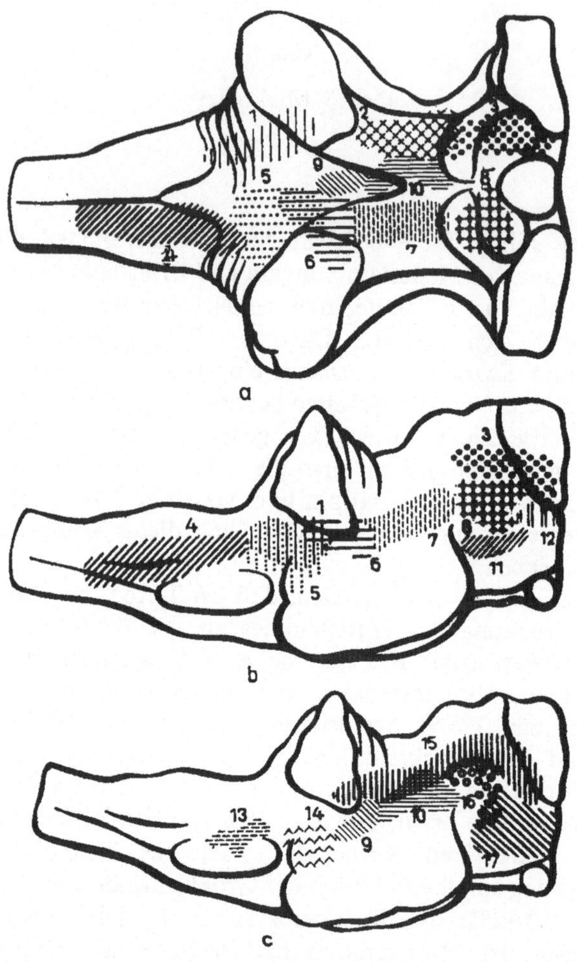

Abb. 1. Wichtigere Kerne der Formatio reticularis des Hirnstammes in horizontaler Ebene *(a)* und sagittalen Ebenen *(b, c)* (nach Olszewski)

1 N. parvocellularis, *2* N. parabrachialis med. et lat., *3* N. cuneiformis et subcuneiformis, *4* N. medullae oblongatae centr., *5* N. gigantocellularis et paragigantocellularis, *6* N. pontis centralis caudalis, *7* N. pontis centralis oralis, *8* N. tegmenti pedunculopontinus, *9* N. papilioformis, *10* N. centralis sup., *11* N. interpeduncularis, *12* N. ruber, *13* N. subtrigeminalis, *14* N. raphe pallidus, *15* Griseum centrale, *16* N. supratrochlearis, *17* N. substantiae nigrae

Seit langem unterscheidet man Einzelkerne in der Substantia reticularis (Abb. 1). Eine besonders detaillierte Einteilung in Zellgruppen stammt von OLSZEWSKI und BAXTER (1954).

Zu betonen ist, daß die Formatio reticularis eine im Laufe der Stammesentwicklung der Vertebraten bis zum Menschen verfolgbare Urstruktur darstellt, die auch durch ihre frühe ontogenetische Entwicklung bezeugt, daß sie eine lebenswichtige Einrichtung ist. Die ebenfalls engen Beziehungen der phylogenetisch neuen Teile, der sog. humanen Neoformationen der menschlichen Hirnrinde, zur retikulären Formation des Hirnstammes bedeuten – entgegen der ursprünglichen Annahme PENFIELDS – keineswegs, daß das zentrenzephale System für die höheren intellektuellen Leistungen des Menschen (Sprache, Begriffsbildung) ausschlaggebend wäre. PENFIELD selbst brachte später die eingeschränktere Formulierung, daß die Hirnrinde nicht alleinstehend, sondern unter dem Einfluß des Subkortex bzw. der Formatio reticularis funktioniert. Den intellektuellen Leistungen der inhaltlichen Integrierung liegt aber letzten Endes die Funktion der Großhirnrinde zugrunde.

Einige Charakteristika und synaptologische Eigenarten der Neuronen der Formatio reticularis seien kurz erwähnt. Diese Neuronen bestehen aus mehr oder weniger großen Nervenzellen, deren Axone in kürzeren oder längeren Entfernungen enden; vorwiegend sind sie Nervenzellen vom I. Typ Golgis (oder Deitersche Zellen). Nervenzellen vom II. Typ Golgis, d. h. Zellen, deren kurze Axone durch vielfache Verzweigungen mit Zellen in ihrer nahen Nachbarschaft Synapsen bilden, kommen in der Formatio reticularis überaus selten vor. Dagegen geben die Axone der Zellen vom I. Typ Golgis bereits in unmittelbarer Nähe der Zellen Seitenäste ab und teilen sich in einen auf- und einen absteigenden Ast, teils auf der Seite ihres Ursprungs, teils nach Überschreiten der Mittellinie. Diese Äste gehen in ihrem langen Verlauf mit zahlreichen Neuronen Synapsen ein (Abb. 2). Auch Kollateralen überschreiten die Mittellinie und bilden Synapsen mit Nervenzellen der anderen Seite (Kommissur der Kollateralen nach CAJAL).

Nach den Berechnungen von SCHEIBEL und Mitarb. (1951, 1955) vermag eine einzige retikuläre Nervenzelle mit 27 500 Neuronen in Kontakt zu kommen.

Die Zellen der Formatio reticularis unterscheiden sich von denen der spezifischen Leitungssysteme des Zentralnervensystems auch darin, daß sie nicht nur mit Neuronen gleicher funktioneller Aufgabe Synapsen bilden, sondern durch ihre Axonverzweigungen gleichzeitig mit Zellen verschiedener sensibler und motorischer Hirnnervenkerne in Verbindung treten können.

Im folgenden sollen die Ordnungsprinzipien dieses »Rangierbahnhofs« mit einem komplexen Gleissystem kurz geschildert werden.

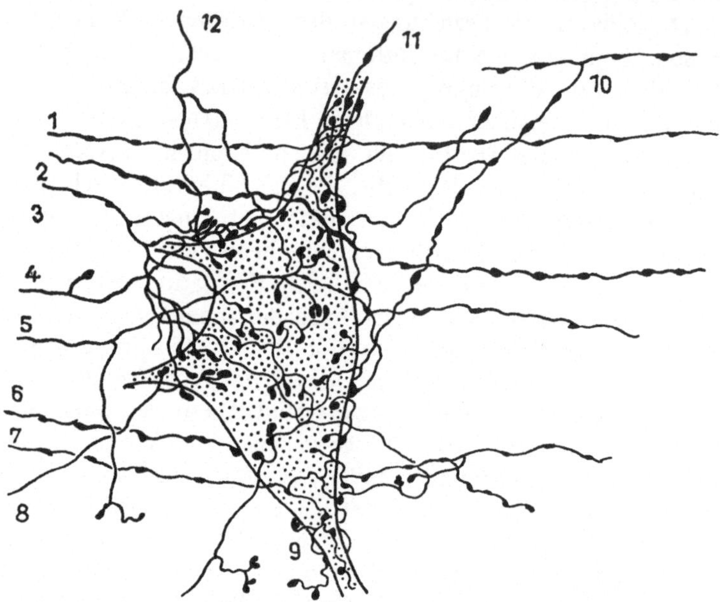

Abb. 2. Endverzweigungen von 12 aus verschiedenen Richtungen kommenden Nervenfasern am Zelleib eines großen Neurons der Formatio reticularis (nach SCHEIBEL)

1. Zunächst müssen wir den besonderen Reichtum an *afferenten Bahnen* hervorheben. Diese kommen aus dem Rückenmark, Kleinhirn und ausgedehnten Gebieten der Großhirnrinde, sowohl aus dem Neo- als auch aus dem Paläokortex, u. a. aus dem prämotorischen Feld und dem limbischen System. Die kortikoretikulären Fasern ziehen mit der Pyramidenbahn zusammen zum Hirnstamm. Striatum, Pallidum, Corpus subthalamicum, Hypothalamus, Corpus mamillare und Locus niger senden ebenfalls Fasern zur retikulären Formation.

Von sämtlichen sensorischen Systemen strömen Erregungen der Formatio reticularis zu, so von denen des Gesichts-, Gehörs-, Geruchs- und Geschmackssinnes, von den Tastorganen und den schmerzsensiblen Nervenendigungen sowie vom Rezeptorensystem der Muskulatur. Es sei hervorgehoben, daß sie auch von den vegetativen Organen Impulse erhält.

Bei diesem afferenten Zustrom aus vielfachen Richtungen beantwortet dieselbe Nervenzelle die sie treffenden Reize seitens der Sinnesorgane, des Kleinhirns, der Großhirnrinde mit Potentialveränderungen. Mit Hilfe von Mikroelektroden konnte man von demselben Neuron Potentialveränderungen sowohl bei sensibel-sensorischer als auch bei viszeraler Reizung ableiten. Die Konvergenz der Reize erscheint demnach überaus reich, wenn auch nicht unbegrenzt (MORUZZI).

Auf diesen strukturellen und physiologischen Eigenarten beruht die integrierende Tätigkeit der Zellgruppen der Formatio reticularis.

2. Die Impulse, die durch Umarbeitung der Erregungen entstehen, werden mittels *efferenter Bahnen* dem Rückenmark, Kleinhirn und höheren Hirnsegmenten zugeführt.

a) Die Formatio reticularis *übt in kaudaler Richtung vielfache Wirkungen aus:* Sie beteiligt sich an der Regulation des Muskeltonus, fördert und hemmt die kortikale sowie die reflektorische motorische Innervation. Durch Einwirkung auf die Zellen der gamma-efferenten Fasern beeinflußt sie die Entladung der Muskelspindeln (GRANIT und KAADA 1952). Letztere stehen unter der Kontrolle der Formatio reticularis. Ihre Inhibition erhält sie aus den kaudalen, ihre Förderung aus den rostralen Ebenen der Medulla oblongata.

Der Formatio reticularis untersteht auch der Atemmechanismus. Auf das Kreislaufsystem wirkt sie sowohl in pressorischer als auch in depressorischer Richtung.

b) Die Bedeutung der *Verbindungen zum Kleinhirn* (JANSEN, BRODAL und SZENTÁGOTHAI) für die Hemmung und Aktivierung motorischer Leistungen ist nach dem oben Angeführten leicht einzusehen.

c) Sämtliche Teile der *Großhirnrinde* erhalten dynamisierende Impulse von der Formatio reticularis, teilweise unmittelbar, teilweise durch Vermittlung des Thalamus. Dieses weit ausgebreitete System wird seit den Weckversuchen von MORUZZI und MAGOUN als *aszendierendes aktivierendes System des Hirnstammes* bezeichnet. Da die

Fasern des aszendierenden Systems nicht nur fördernde, sondern auch hemmende Impulse vermitteln, empfiehlt Horányi (1963) die allgemeinere Benennung *integrierendes Hirnstammsystem.*

Unter Einbeziehung des limbischen Systems reguliert dieser Apparat die Affektivität, über den Hypothalamus die vegetative und hormonale Tätigkeit, durch Steuerung des Muskeltonus die gesamte Motorik, durch die Modulierung, Minderung oder Verstärkung der von der Außenwelt her einströmenden Erregungen aber die Rindentätigkeit.

Die Speicherung und Ordnung der Inhalte des Bewußtseins werden von der Großhirnrinde besorgt. Die Klarheit und Wachsamkeit des Bewußtseins sowie der Rhythmus von Schlaf und Wachsein hängen dagegen vom intakten Zustand der retikulären Substanz des Hirnstammes ab. Läsionen der retikulären Formation führen zu pathologischen Bewußtseinszuständen und Verhaltenswandel.

Arten und Grade der Bewußtseinsstörungen sollen in anderen Kapiteln besprochen werden. An dieser Stelle möchten wir uns zunächst auf einige *Syndrome* beschränken, *die durch pathologische Vorgänge im Hirnstamm bedingt sind.*

Beobachtungen bei der Encephalitis lethargica, bei Geschwülsten und traumatischen Läsionen des oberen Teils des Hirnstammes, bei vaskulären Herden des Pedunculus cerebri, Kreislaufstörungen der Arteria basilaris und durch Alkoholabusus ausgelöste Enzephalopathien (Wernickesche Krankheit) ließen seit langem an die funktionelle Bedeutung des oberen Hirnstammabschnittes denken, ebenso Beobachtungen bei psychischen und psychomotorischen Störungen, Halluzinationen, Störungen des Gedächtnisses und des Schlafes, akinetischem Mutismus sowie Bewußtseinsstörungen verschiedenen Grades. Auch mehren sich die Beobachtungen in der Humanpathologie, in denen die Folgen der Schädigungen der Substantia reticularis im Lichte elektrophysiologischer Untersuchungen und Tierversuche analysiert werden.

Die EEG-Befunde bei psychomotorischer Unruhe, Schlaflosigkeit, inneren Spannungszuständen lassen eine diffuse, desynchronisierte und unregelmäßige Tätigkeit erkennen, die auf den Erregungszustand des integrierenden Systems des Hirnstammes zurückzuführen ist. Die Chlorpromazinderivate, welche die Übertragung von Erregungen an dieser Stelle hemmen, wirken in solchen Fällen günstig. Im Hintergrund können Hyperthyreose, sog. vegetative Neurosen und allmählich beginnende Enzephalitiden verborgen sein. Auch die meist alkohologene Polioencephalopathia superior kann mit einer motorischen Unruhe einsetzen.

Die *»pedunkulären« Halluzinationen* LHERMITTES, Delirien bei kardialer Dekompensation oder Gehirnarteriosklerose können auf anoxisch bedingte Störungen im oberen Hirnstamm, den Zweige der Arteria basilaris versorgen, zurückgeführt werden.

Die Beobachtung von CAIRNS (1952), die zur Erschließung des eigenartigen klinischen Bildes des *akinetischen Mutismus* – Bewegungslosigkeit und Stummheit – geführt hat, konnte richtig gedeutet werden, als FRENCH und MAGOUN (1952) in Affenversuchen durch Läsion des mesodienzephalen Gebietes eine ähnliche Erscheinung hervorrufen konnten. Zu diesem Problem verfügen wir bereits über zahlreiche, elektrophysiologisch gestützte, klinische Beobachtungen. Ausgedehnte Zerstörung der Großhirnrinde bzw. ihrer ableitenden Systeme führt ebenfalls zur Stummheit und Regungslosigkeit, zum *apallischen Syndrom* KRETSCHMERS. Daß der Kranke grundsätzlich imstande ist, Wahrnehmungen zu haben, erkennen wir daraus, daß er nach Abklingen des Syndroms manchmal Erinnerungsspuren zur Äußerung bringt, die er während des akinetisch-stummen Zustandes erworben hat. Einzelne Autoren gebrauchen deswegen als Synonym hierfür den Ausdruck Coma vigile, den man allerdings auch als mit der Somnolenz gleichbedeutend verwendet.

Die Höhendiagnose der Läsionen des Hirnstammes aufgrund der alternierenden Syndrome und der dissoziierten Empfindungsstörungen ist seit langem allgemeines Wissensgut. Sie beruht auf der Schädigung von Neuronen und Leitungsbahnen mit spezifischer Funktion. Deswegen bleiben sie außerhalb unserer jetzigen Betrachtung.

In den letzten zwei Jahrzehnten konnten aber pathologische Beobachtungen in genügender Anzahl gesammelt werden, um Schädigungen des retikulären Systems bereits am Krankenbett erkennen zu können.

MORSIER hat 1941 für ein Zusammentreffen von Störungen des Tastsinns, der propriozeptiven und Schmerzempfindungen mit Adynamie, psychischen und vegetativen Störungen die Bezeichnung *sensorisch-motorisches und psychisches Syndrom* vorgeschlagen. Seh-, Hör-, vestibuläre, Geruchs- und Geschmacksstörungen, auch in Form von Hyperpathien und Sinnestäuschungen, Störungen der willkürlichen und automatischen Bewegungen, der Reflexe und des Muskeltonus können zu den genannten Symptomen hinzukommen. MORSIER führte die sensibel-sensorischen und die Motilitätsstörungen der Läsionsseite auf eine Schädigung des hypothalamo-thalamischen Systems zurück.

Beim Bestreben, Symptome bzw. Syndrome auf eine Schädigung des retikulären Systems zu beziehen, muß man allerdings stets beachten, daß die Formatio reticularis und das an sie grenzende Gebiet auch sehr heterogene Leitungssysteme enthalten, die bei der Läsion des retikulären Systems mitbetroffen werden können.

Beachtenswert ist das Bestehen von Hyperalgesie auf der hemianästhetischen Seite, deren Ausbreitung der An- bzw. Hypästhesie gleich ist, ebenso die Druckschmerzhaftigkeit der Muskeln einer parästhetischen Körperhälfte, vorwiegend der Wadenmuskulatur.

MORSIER befaßt sich besonders mit *Sehstörungen.* In einzelnen Fällen erweitert sich die bestehende relative, von der Reizstärke und Ermüdbarkeit des Patienten abhängige Einengung des Gesichtsfeldes auf der hemianästhetischen Seite nach Verabreichung von Aktedron (Amphetaminium). Wenn sich eine Amblyopie bis zur Blindheit steigert, können dennoch visuelle Halluzinationen (Photopsien) auftreten und eine beiderseitige sensorisch-motorische Adynamie bestehen. MORSIER (1949) führt auch analoge *Störungen des Gehörs, Geruchs und Geschmacks* an.

Es fragt sich, inwieweit *sensorische Hyperpathien,* wohlbekannt im Rahmen des Thalamus-Syndroms, auch bei kaudaleren Läsionen vorkommen. Gesteigerte Empfindlichkeit der Sehrezeptoren kann eine Photophobie hervorrufen, und zwar auch am schlechter sehenden, ja blinden Auge (man denke an die von FREY 1947 beschriebene retinothalamische Bahn). Der Hyperakusia dolorosa, Hyperpathien nauseoser, olfaktiver und gustativer Art dürften nach MORSIER ähnliche Mechanismen zugrunde liegen.

Eine *Muskelhypotonie* besteht regelmäßig, vor allem in den unteren Extremitäten.

Bei den willkürlichen Bewegungen tritt die Ermüdung sehr rasch ein. Die Ausführung der feineren Fingerbewegungen ist erschwert. Die Augenbewegungen können gestört sein; Akkomodations- und Konvergenzkrämpfe kommen vor.

Zittern oder *choreoathetotische Bewegungen auf der hemianästhetischen Körperhälfte* erinnern gleichfalls an das Thalamus-Syndrom, ein parkinsonähnlicher Zustand an das Benediktsche Syndrom, wie es bei Läsionen des Tegmentum mesencephali vorkommt.

Störungen des Gleichgewichts und Schwindelgefühl, denen man bei Hirnstammschädigungen häufig begegnet, sind verständlich, da eine Reihe von Gebilden des Hirnstammes an der Gleichgewichtserhaltung und der motorischen Koordination beteiligt sind.

Rotatorische Krisen sind anfallsweise auftretende Drehbewegungen des Körpers, denen sich gelegentlich okulomotorische und Gesichtskrämpfe, visuelle und auditive Sinnestäuschungen zugesellen. Dem Anfall kann ein Erregungszustand des Vestibularissystems vorangehen. Dyspnoe, Tachykardie, Schweißabsonderung, postkritische Polyurie können den Anfall begleiten. Diese Anfälle erinnern an Tierexperimente, in denen HESS (1941) bei Katzen durch Reizung einzelner Punkte des Mesodienzephalons Torsionsbewegungen erzielen konnte; über die anatomische Bearbeitung des Materials wurde von HASSLER berichtet.

Die *Reflexe*, sowohl die tiefen als auch die oberflächlichen, einschließlich des Sohlenreflexes (bei Stichreizen) können – im Gegensatz zum pyramidalen Syndrom – herabgesetzt sein. Diese Reflexstörungen sollen für das Erkennen von Schädigungen der retikulären Formation gleichwertig sein mit dem Babinskischen Zeichen für die Feststellung einer Pyramidenläsion. Auf der Seite der Hemianästhesie können die Gaumen- und pharyngealen Reflexe, ja selbst der Kornealreflex allmählich erlöschen.

Neurovegetative Störungen äußern sich in niedriger Hauttemperatur und Zyanose der betroffenen Körperhälfte; auch die in der Achselhöhle gemessene Temperatur ist hier niedriger. Das Befallensein des vegetativen Nervensystems kann sich auch in trophischen Störungen, ausgeprägtem Dermographismus, Fieber, starkem Schweiß und Ptyalismus kundtun. Der Kranke fühlt sich gezwungen zu spucken und sich zu räuspern.

Die neurologischen Symptome sind begleitet von Anorexie und Abmagerung, in anderen Fällen bestehen allerdings vermehrter Appetit und Obesität sowie sexuelle Störungen, wie Frigidität. Auf eine Schädigung des neuroendokrinen Systems verweist eine uni- oder bilaterale Galaktorrhoe (HORÁNYI 1941), gelegentlich der einseitige Schwund der Mamma.

Es erübrigt sich, auf den retikulären Ursprung der Schlafstörungen, der Insomnie und Hypersomnie, hinzuweisen.

Bei *Läsionen des Dienzephalons* werden gelegentlich *visuelle Sinnestäuschungen* erlebt, so Photopsie: Wahrnehmung von Licht, Farben, Kugeln, Kreisen, oder Morphopsie: Landschaften, Tiere, Menschen tauchen im Gesichtsfeld auf. Gelegentlich erscheinen die Bilder am äußeren Rand des Gesichtsfeldes der betroffenen Körperhälfte und verschwinden dann in der Mittellinie. Der Kranke betrachtet sie ohne Emotion und ruhig wie einen Film. Als *akustische Sinnestäuschungen* hört der Kranke Schritte, Musik, Geräusche, er meint, beim Namen gerufen zu werden. Es handelt sich nicht um echte Halluzinationen, da der Kranke sich der Irrealität dieser Erlebnisse bewußt ist und zu keinerlei Reaktion bewegt wird.

Gedächtnisstörungen und schnelle Ermüdung der Aufmerksamkeit sind ständige Bestandteile dieses Syndroms. Sein besonderes Merkmal bildet der Verhaltenswandel: gesteigerte Erregbarkeit, häufige Wutausbrüche oder Angstgefühl, die vom Kranken selbst als pathologisch empfunden und kritisch beurteilt werden. In anderen Fällen entwickelt sich ein Mangel an Teilnahme und Gleichgültigkeit.

Sprachstörungen sind wechselnder Art, z. B. Schwierigkeiten in der Wortfindung, mangelhaftes Verstehen von Aufforderungen.

Alle diese Symptome unterliegen einem Intensitätswechsel und sind abhängig von Ermüdung, Emotion und Beklemmung. Möglicherweise beeinflußt die Ödembildung um einen Herd ihre Intensität.

Seit langem ist man bestrebt, die angeführten Symptome für die anatomische Ortsdiagnose zu verwerten.

Über vollständige sensibel-motorische Hemianästhesie mit Hemiageusie und Hemihyposmie hat man bei halbseitiger Zerstörung der Brückenhaube berichtet (LONG 1899; HOFF und PÖTZL 1938).

Bei Halbseitenläsion des Mittelhirns wurden Hypakusie, Blindheit und Hemianästhesie auf der entgegengesetzten Seite beobachtet (RUEL 1890).

Bleibt bei einer Läsion des Tegmentum mesencephali die hintere Hälfte des Retikulums verschont, so fehlen elementare Sensibilitätsstörungen (MORSIER und VAN BOGAERT 1941).

Es ließen sich weitere klinische und experimentelle Beobachtungen anführen, die bezeugen, daß der Entstehungsort der erwähnten Symptome in der Formatio reticularis des Hirnstammes zu suchen ist.

Ursachen der Schädigungen. Traumen. Die Kräftelinien von traumatischen Einwirkungen, die den Schädel – gleich aus welcher

Richtung – treffen, richten sich gegen das Mesodienzephalon, da dieses im geometrischen Zentrum der Schädelhöhle liegt. Blutungen, Ödem oder Gliose in dieser Gegend verursachen vorübergehende oder dauernde Funktionsstörungen.

Entzündliche Krankheiten. Herde der disseminierten Entmarkungsenzephalitis finden sich häufig in der retikulären Formation. Wenn sie Grundlage der ersten klinischen Manifestationen sind, kann das zu diagnostischen Irrtümern führen.

Bei der epidemischen Enzephalitis hat man sensorisch-motorisch-psychische Syndrome wohl zu oft als Neurosen oder Psychosen aufgefaßt.

Veränderungen im Hirnstamm, d. h. in der Formatio reticularis, manifestieren sich in einem pathologischen Enzephalogramm, das man im Anfangsstadium der Poliomyelitis findet (GIROIRE und Mitarb. 1955), das sich aber meistens nach einigen Tagen wieder normalisiert (GARSCHE 1951). In die enzephalitische Form dieser Krankheit ordnet THIEFFRY u. a. Fälle ein, bei denen Bewußtseinsstörung, extrapyramidale Symptome, eventuell epileptische Anfälle die auffallenden, mitunter sogar einzigen Krankheitszeichen sind. Solche ungewöhnlichen Symptome bei der Poliomyelitis sind mit einer akzessorischen anoxischen Schädigung des Hirnstamms in Verbindung zu bringen. In schweren Fällen kann die anoxische Genese der Veränderungen in der Formatio reticularis kaum angezweifel werden.

Bei *Intoxikationen,* wie bei der Kohlenoxydvergiftung, dem Hyperinsulinismus, der Porphyrie, kann das retikuläre System befallen sein.

Durch das Wachstum von *Geschwülsten* ist eine Schädigung des Tegmentum mesencephali möglich.

Erwähnt sei die *Myelolysis centralis pontis* (ADAMS und Mitarb. 1959). Sie ist durch eine Zerstörung der Markscheiden im zentralen Abschnitt des oraleren Ponsteiles gekennzeichnet. ADAMS grenzte dieses Krankheitsbild von den entzündlichen zentralen Markläsionen der Brücke ab, weil die Entmarkung – bei der die Achsenzylinder verschont bleiben – jener beim Wernickeschen und Marchiafava-Bignamischen Prozeß alkoholischen Ursprungs ähnlich ist. Die beschriebenen Läsionen betrafen zum Teil Alkoholiker; in einigen Fällen waren der Balken, die vordere Kommissur und die Corpora mamillaria, wie bei der Marchiafava-Bignamischen Krankheit, in Mitleidenschaft gezogen.

Im Jahre 1965 konnten KEPES und Mitarb. bereits 22 einschlägige Fälle aus der Literatur anführen; gegenwärtig liegt die Zahl derartiger Beobachtungen um 50 Fälle.

Klinische Hauptsymptome der zentralen pontinen Myelolyse sind eine sich allmählich entwickelnde Tetraplegie und ein sich zunehmend vertiefendes Koma. Als charakteristisch können die Flexionshaltung der oberen und die Extensionshaltung der unteren Extremitäten bezeichnet werden; die Reflexe bleiben auslösbar, eine Hypertonie ist nur geringfügig. Eine bewegungslose Stummheit kann bestehen. Die Großhirnrinde ist nicht in größerer Ausdehnung geschädigt, da die Aufmerksamkeit lenkbar ist und Aufforderungen befolgt werden.

Hinsichtlich der Ätiologie hat man anfänglich Stoffwechselstörungen infolge chronischen Alkoholmißbrauchs in Betracht gezogen. Dem Ausbruch der Krankheit geht oft häufiges Erbrechen voran. Bei der Obduktion hat man verschiedene Erkrankungen aufgedeckt, wie Sklerodermie der Speiseröhre, Pyloruskrebs, Ileus, Appendizitis, Diabetes insipidus, Kraniopharyngeom usw. Im Falle von BAILEY und Mitarb. (1960) war der Kranke, der wegen eines lethargischen Zustandes künstlich ernährt wurde, dehydriert. In der Vorgeschichte werden als entkräftigende Faktoren Pneumonie, Tuberkulose, Leberzirrhose, Glomerulonephritis, subduraler Abszeß und Querschnittsmyelitis genannt.

BERRY und OLSZEWSKI (1963) messen der Azidose und der Hypokaliämie wohl mit Recht eine pathogenetische Bedeutung zu. Die Rolle der Dehydration und des Elektrolytverlustes ist nicht anzuzweifeln. Merkwürdigerweise kann aber durch die Behebung des Flüssigkeits- und Elektrolytverlustes der Vorgang nicht aufgehalten werden.

Eine besondere Beachtung verdient ein Bericht von SCHNECK (1966). An drei seiner Patienten wurde eine Nierentransplantation vorgenommen. Eine immunosuppressive und antibiotische Behandlung erwies sich bei einer hinzugetretenen Infektion als unzulänglich. Erbrechen und Anorrhexie führten zur Dehydration. Für die zentrale Myelolyse dieser Fälle war offenbar nicht die Nierentransplantation verantwortlich, da sich das gleiche Krankheitsbild auch bei urämischen und dysurischen Kranken ohne Organtransplantation entwickeln kann.

Pathologische Gefäßveränderungen gehören nicht zum histologischen Befund dieses Prozesses.

Seitdem die Aufmerksamkeit auf die Bedeutung der Formatio reticularis gerichtet ist, mehrt sich die Zahl der Beobachtungen, bei denen sie eine anoxisch-vasale Schädigung erleidet. In einem Fall von LAPRESLE und MILHAUD (1962) bestand nach Herzstillstand über 24 Stunden bis zum Tode Bewußtlosigkeit; bei der Obduktion fand sich eine paramediane zentrale Myelolyse. Aufgrund solcher Beobachtungen muß man bezüglich der Entstehung der Markzerstörung auch der Anoxie und dem Gehirnödem eine Rolle beimessen. In einem Fall von MAREŞ (1966) setzte die Myelolyse bereits nach einem vierstündigen Herzstillstand ein. Nach MAREŞ wäre anzunehmen, daß eine Kreislaufinsuffizienz im Versorgungsgebiet der zarten paramedianen Zweige der Arteria basilaris, die fast rechtwinklig abgehen und dem Tegmentum zustreben, eine symmetrische Schädigung verursachen kann, die einer zentralen Myelolyse beinahe gleichzusetzen ist. Demnach scheint es sich nicht um ein selbständiges Krankheitsbild zu handeln, sondern um ein Syndrom, das sowohl durch toxische Faktoren als auch durch Inanition und Kreislaufstörungen bedingt sein kann.

Über die globale *Atrophie des retikulären Systems* berichtet VARELA (1969) an Hand von 3 Fällen. Klinisch bestand das Syndrom der Heredoataxie, histologisch wurde eine Atrophie der Formatio reticularis vom kaudalen Oblongataabschnitt bis zum subthalamisch-thalamischen Gebiet oralwärts gefunden. Den mehr oder weniger schweren Verlust an Nervenzellen begleitete eine Entmarkung und eine starke Fasergliose. Betroffen waren hauptsächlich der Nucleus gigantocellularis, der rostrale Teil des Nucleus pontis caudalis und der kaudale Pol des Nucleus pontis oralis, also Kerne, deren Nervenzellen überwiegend ab- und aufsteigende Axonäste abgeben. Außer der Schädigung des retikulären Systems erwies sich der Nervenzellenbestand im Rückenmark, Luyschen Körper und Pallidum als verarmt. VARELA glaubt, das Bild als retikulozerebrale Degeneration bezeichnen zu können.

Von weiteren klinischen Beobachtungen und physiologischen Experimenten mit anatomischer Kontrolle erwartet man die Vertiefung unserer Kenntnisse über die integrierenden Systeme des Hirnstammes.

Schrifttum

Brodal, A.: The Reticular Formation of the Brain Stem. Oliver and Boyd, 2. Aufl., Edinburgh—London 1958.

Cairns, H. W. B., und Mitarb.: Brain *64*, 273—290 (1941).

Cajal, S. R.: Histologie du système nerveux de l'homme et des vertébrés. Vol. I., Maloine, Paris 1909.

Deiters, O.: Untersuchungen über Gehirn und Rückenmark des Menschen und der Säugetiere. Hrsg. Schultze, W., Vieweg, Braunschweig 1865.

Horányi, B.: Orv. Hetil. *104*, 2401 (1963).

Jasper, H., und Mitarb.: Reticular Formation of the Brain. Little, Brown and Comp., Boston—Toronto 1958, p. 1—766.

Jovanović, U. J., und Mitarb.: Der Schlaf. Barth, München 1969.

Kepes, J., und Mitarb.: J. Neurol. Neurosurg. Psychiat. *28*, 39—47 (1965).

Környey, I.: Orv. Hetil. 629—634 (1965).

Kugler, J.: Elektroencephalographie in Klinik und Praxis. 2. Aufl., Thieme, Stuttgart 1966.

Lenhossék, J.: Ueber den feineren Bau der Medulla spinalis. Sitzungsber. d. Math.-naturwiss. Classe d. Akademie, Wien *13*, 47 (1854).

Lhermitte, F., und Gautier, J. C.: Rev. Neuro-psiquiat. *28*, 307—319 (1965).

Magoun, H. N.: Arch. Neurol. Psychiat. (Chic.) *67*, 145—154 (1952).

Mareş, A.: Rev. Roumaine de Neurol. *3*, 83—88 (1966).

Morsier, G.: J. Neurol. *4*, 15—49 (1967).

Moruzzi, G., und Magoun, H. W.: Electroenceph. clin. Neurophysiol. *1*, 445—473 (1949).

Olszewski, J., und Baxter, D.: Cytoarchitecture of the Human Brain Stem. Karger, Basel—New York 1954.

Peele, T. L.: The Neuroanatomical Basis for Clinical Neurology. McGraw-Hill, New York—Toronto—London 1954, p. 1—564.

Sager, O., Mareş, A., und Nestianu, V.: Formaţia reticulata. Acad. R. P. Romåne, Bucureşti 1965, p. 1—358.

Scheibel, M., und Scheibel, A.: In: Jasper, H.: Reticular Formation of the Brain. Little, Brown and Comp., Boston—Toronto 1958.

Schneck, St.: J. Neuropath. exp. Neurol. *25*, 16—39 (1966).

Stilling, B.: Über die Medulla Oblongata. Enke, Erlangen 1843.

Varela, J. M.: Rev. Neurol. *116*, 437—440 (1967). — Mschr. Psychiat. Neurol. *2*, 109 (1968). — Psychiat. Clin. *2*, 41—61 und 109—123 (1969).

Verhaart, W. J. C.: J. Neuropath. exp. Neurol. *17*, 382—391 (1958).

II. Dienzephale Regulationsstörungen

von

Zsuzsa Frey

Innerhalb eines feinstrukturierten Gehirnabschnittes, dessen Volumen kaum einige Kubikzentimeter ausmacht, ist die gesamte vegetative Regulation vertreten. Es ist durchaus verständlich, daß hier lokalisierte Prozesse sich in einer breiten und wechselreichen Symptomenskala manifestieren.

Die Bezeichnung »Dienzephalose« hat keinen nosologischen Wert. Wenn wir sie aber für das meist gleichzeitige Auftreten von Symptomen verwenden, läßt sich ein Zwischenhirn-Syndrom klar erkennen. Grundlage dieses Zusammentreffens ist die gemeinsame Lokalisation.

Für eine phänomenologische Diagnosestellung wollen wir durch eine kurze Darstellung teils wohlbekannter, teils weniger bekannter, erst neuerdings beschriebener Syndrome eine Grundlage bieten. Darüber hinaus möchten wir unsere Kenntnisse der normalen Funktion des mit der vegetativen Regulation betrauten zentralen Hirngebietes kurz zusammenfassen, um Einsicht in den Pathomechanismus der Krankheitsvorgänge zu gewinnen.

Dementsprechend gliedert sich unser Themenkreis wie folgt:

1. Kurze Beschreibung der Gebilde des Zwischenhirns und ihrer Verbindungen;
2. deren physiologische Bedeutung im allgemeinen und hinsichtlich gewisser Einzelleistungen:
   - Thermoregulation,
   - Regelung des Blutdrucks,
   - Regelung der Herztätigkeit,
   - Regelung des Stoffwechsels und des endokrinen Systems;
3. allgemeine Charakterisierung der Funktionsstörungen;
4. Krankheitsursachen;
5. einige charakteristische Syndrome.

Das dienzephale Gebiet teilt sich in drei, bezüglich der vegetativen Repräsentation unterschiedliche Segmente (Roussy und Mosinger; Abb. 3).

In der Hierarchie des Gehirns nimmt der Hypothalamus eine zentrale Stellung ein; er ist eine Verbindungsstelle aus allen Richtungen zuströmender und in alle Richtungen ausgehender Impulse. Am wichtigsten sind seine Verbindungen mit der Peripherie, dem hierarchisch auf einer höheren Stufe stehenden Thalamus sowie dem Epithalamus, und seine Verbindungen mit den viszeralen Repräsentationsgebieten der Großhirnrinde.

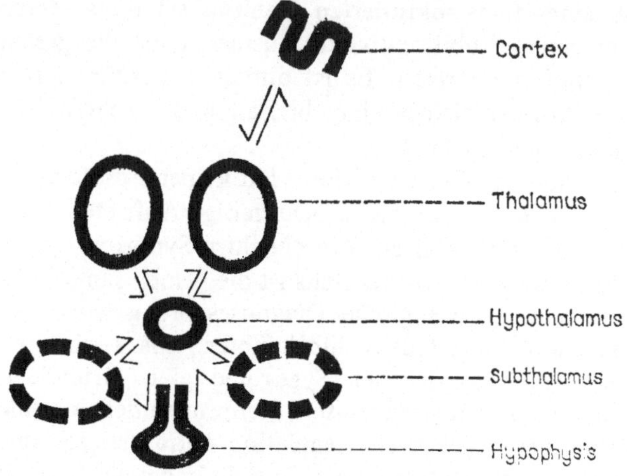

Abb. 3. Skizze der dienzephalen Strukturen

Diese Verbindungen können als hauptsächliche anatomische Substrate den folgenden Funktionskreisen dienen:

Die Verbindungen mit der Peripherie liefern dem Hypothalamus Informationen von den viszeralvegetativen und den somatischen (Haut, Muskeln und Sinnesorgane) Rezeptoren. Zwischen dem Nervensystem und den endokrinen Organen besteht ein spezifischer peripherer Zusammenhang. Die Hypophyse erhält auf dem Wege der neurokrinen Funktion (der neuralen inneren Sekretion) humorale und neurale Reize, die ihre trop-hormonale bzw. unmittelbare hormonale Tätigkeit beeinflussen. Die subthalamische Zone, in der die extrapyramidalen assoziativen Systeme liegen, ermöglicht eine rasche Reaktion auf die im Hypothalamus integrierten vegetativen und somatischen Erregungen. Die Verbindungen mit dem kaudalen Kerngebiet des Thalamus sichern eine Integration der hypothalamischen Impulse auf höherem Niveau während ihres Weges zur Großhirnrinde, in der auch die vegetativen Erscheinungen bewußt und zu integrierenden Komponenten der Persönlichkeit werden. Verbindungen mit dem Epithalamus, insbesondere mit der Epiphyse, dürften für die Entstehung der vegetativen Rhythmik von Belang sein. Die Zirbeldrüse ist nämlich als ein in Rückbildung begriffenes photosensibles Organ anzusehen; wie bekannt, ist für die Tagesphasen der hormonalen Rhythmik das Licht die hauptsächliche äußere synchronisierende Kraftquelle. Möglicherweise stammt die für den ungestörten Verlauf der Lebensvorgänge nötige Periodizität aus dem Hypothalamus. Die Kontinuität seiner Funktion ergibt sich aus der steten Folge der Erfüllung aktueller Ansprüche.

Das Gleichgewicht der optimalen inneren Bedingungen – das Claude Bernardsche »milieu interne« – des Organismus ist ständig gefährdet. Bereits der Stoffwechsel, Verbrauch und Abbau, verschiebt den Gehalt an notwendigen Substanzen nach der unteren, dagegen den Gehalt an schädlichen Substanzen nach der höheren, gerade noch verträglichen Grenze. Dennoch bleiben innerhalb einer ansehnlichen Breite von physiologischen Bedingungen bzw. Beanspruchungen gewisse physikalisch-chemische Grundwerte (»essential variables«, Cannon) überraschend konstant; selbst auffallende störende Einwirkungen führen diesbezüglich nur zu kurzwährenden und geringfügigen Schwankungen. Dieses Gleichgewicht, die *Homöostase*, wird von einem Regelungsmechanismus aufrechterhalten. Der Regler der vegetativen Funktionen ist das Dienzephalon. Beispiele solcher Regelungsmechanismen sind die folgenden:

Thermoregulation. Aktives Leben ist nur zwischen 0–45° C Körpertemperatur möglich, höhere Leistungen nur innerhalb noch engerer Grenzen. Die Zeitschätzung ist z. B. von der Körpertemperatur abhängig. Die Homöothermie ist zwar eine Arteigenheit, entwickelt sich jedoch im Verlauf der Ontogenese. Der Säugling ist noch gegenüber jedem Temperaturwechsel sehr empfindlich.

Der optimale (Soll-) Wert liegt etwa bei 37° C des Körperinneren. Er muß trotz der Schwankungen der Außentemperatur aufrechterhalten werden, da die lebenswichtigen Stoffwechselvorgänge bei dieser Temperatur mit optimaler Geschwindigkeit und optimaler Intensität ablaufen. Wenn ein Unterschied zwischen der tatsächlichen und der Soll-Temperatur besteht, versucht das Zentrum der Thermoregulation durch Verminderung oder Steigerung der

Stoffwechselvorgänge den optimalen Wert wieder zu erreichen. Auf dem Wege komplizierter Teilmechanismen werden die Hautgefäße erweitert oder verengt, die Atmung beschleunigt oder verlangsamt, die Wasserabgabe durch die Haut erhöht oder herabgesetzt. Die Steigerung der oxydativen Vorgänge wird, außer auf vegetativem Wege, auch durch extrapyramidale Impulse (Zittern), ja bewußt (Stampfen, sonstige aktive Bewegungen des Frierenden) erreicht. Das Ergebnis wird durch die Wärmerezeptoren dem Wärmezentrum zurückgemeldet und dient als Ausgang für einen neuen Zyklus im Regelkreis.

Der Regelkreis für die Thermoregulation läßt sich bildlich veranschaulichen und kann zugleich als Muster für die im weiteren zu behandelnden Funktionskreise verwendet werden (Abb. 4).

Regelung des Blutdrucks. Das Grundelement ihres homöostatischen Mechanismus ist ein einfacher Reglervorgang; bei Blutdruckänderungen teilen die Pressorezeptoren des Aortenbogens, des Sinus caroticus und der großen Venen die veränderte Spannung der Gefäßwand mit. Die Information führt über das Vasomotorenzentrum innerhalb kurzer Zeit, je nach der erforderlichen Korrektur, zur Erweiterung oder Verengerung der Arteriolen. Der Blutdruck muß jedoch nicht nur den regionalen Ansprüchen, sondern auch den Anforderungen des Gesamtorganismus genügen. Im Interesse einer genauen Regulierung müssen auch andere Mechanismen in den Vorgang einbezogen werden, beispielsweise Änderungen der Parameter bei Herzaktionen. Das Vasomotorenzentrum kann mit seinem einfachen Automatismus dieser Aufgabe nicht gerecht werden. Eine Basiszentrale wird benötigt, der unterschiedliche Informationen zuströmen und von der mehrfache Anordnungen ausgehen können. Diese komplexe Aufgabe wird durch das Dienzephalon erfüllt.

Atemregulation. Ihr Grundmechanismus gliedert sich in mehrere Funktionskreise. pCO_2- und pH-Werte des den Hirnstamm durchströmenden Blutes werden durch die Chemorezeptoren des Atemzentrums unmittelbar registriert. Die Chemorezeptoren des Aortenbogens und des Carotissinus befördern Informationen in erster Linie über die pO_2-, aber auch über die pCO_2-Spannung und den pH-Wert auf dem Wege des Vagus bzw. Glossopharyngeus zum Atemzentrum. In einem dritten System steuern die Entladungen der Mechanorezeptoren der Lunge die Amplitude der Ein- und Ausatmung. Die Angleichung der Informationen, die von Chemo- und

Mechanorezeptoren aufgenommen wurden, geschieht auf einer höheren Ebene, d. h., es ist Aufgabe des Dienzephalons, die Sicherung der regelmäßigen Periodizität und ihre Zuordnung zu den vegetativen Ereignissen bzw. den emotionellen Erlebnissen zu gewährleisten.

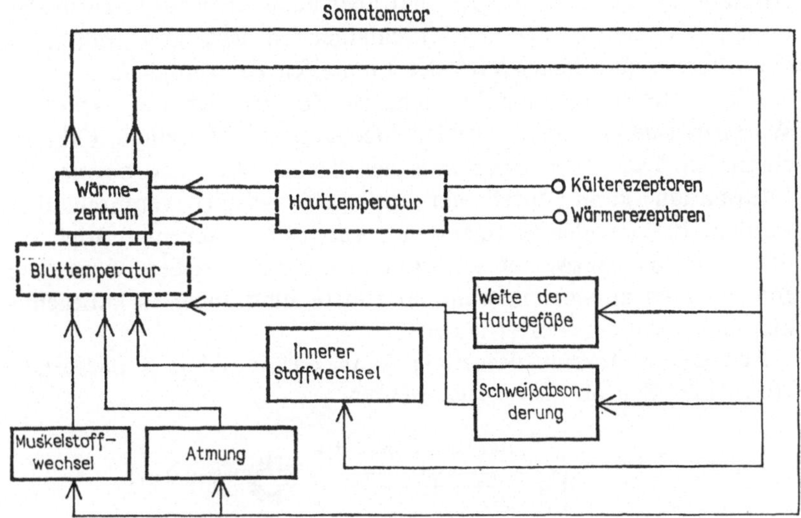

Abb. 4. Regelkreis der Thermoregulation (nach HENSEL)

Regelung der Herztätigkeit. Die Regelung der Herzaktionen erfolgt ähnlich der für die Atemregulation geschilderten. Der Hypothalamus greift, gemäß den jeweiligen Ansprüchen des Organismus, in die Steuerung der Tätigkeit des Sinusknotens ein.

Regelung des Wasserhaushalts. Nach unseren gegenwärtigen Kenntnissen fließen die Impulse von den Osmorezeptoren der Carotis unmittelbar dem Hypothalamus zu. Von hier wird, je nach Bedarf, der Faktor mobilisiert oder zurückbehalten, der das Ausströmen des antidiuretischen Hormons fördert. Der Hinterlappen der Hypophyse begünstigt oder vermindert die Produktion des antidiuretischen Hormons. Dementsprechend ändert sich die Diurese, und der neuerhaltene osmotische Wert wird dem Hypothalamus rückgemeldet.

Bei einer umfassenden Betrachtung der Leistungen des Zwischenhirns sind zwei Momente hervorzuheben.

Das erste wäre die Feststellung, daß eine unmittelbar vom Hypothalamus ausgehende Steuerung nur bei der Thermoregulation und der Regelung des Wasserhaushalts besteht. Dies ist verständlich, da die Änderungen der Temperatur oder des Wasserhaushalts keine sofortige Korrektur erforderlich machen. Die Regelung des Blutdrucks, der Atmung und der Herztätigkeit hat aber auch einen rasch zurücklegbaren, nur den Hirnstamm durchlaufenden Regelkreis nötig, um ein schnelles und lebensrettendes Eingreifen zu ermöglichen.

Die zweite auffallende Tatsache ist, daß bei der Regulation des Wasserhaushalts in den neuralen Mechanismus hormonale Faktoren eingreifen. Der Unterschied zwischen der neuralen und hormonalen Information kann durch ein einfaches Beispiel veranschaulicht werden. Erstere gleicht einem mit Anschrift versehenen Brief, den der Adressat beantwortet, letztere einem Rundschreiben, worauf nur Interessenten antworten, während andere Empfänger es unbeachtet, zumindest unbeantwortet lassen.

Für die endokrine Regelung kann das in Abb. 5 dargestellte allgemeine Schema entworfen werden.

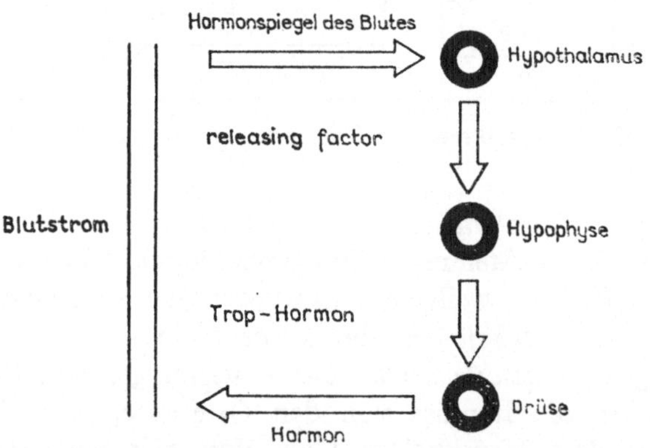

Abb. 5. Schema der endokrinen Regelung

Die Sekretion der endokrinen Drüsen ist davon abhängig, welche Mengen ihres Sekrets durch die Trop-Hormone des Vorderlappens der Hypophyse abverlangt werden. Die Ausschüttung der Trop-Hormone regelt der Hypothalamus mit dem »releasing factor«, dessen Mobilisierung sich wieder den Rückmeldungen der einzelnen Hormonspiegel im Blut anpaßt. Je höher der Spiegel, um so weniger

»releasing factor« wird mobilisiert und umgekehrt. Diese Form der Rückmeldung bezeichnet man als negative Rückkoppelung (negative feed back). Sie ist, wie aus oben Gesagtem ersichtlich, die Grundbedingung für die Regelung.

Die Funktionsstörungen des Dienzephalons äußern sich *klinisch* in Ausfalls- und Reizsyndromen, aber auch in wechselvollen Koppelungen von Reiz- und Ausfallssymptomen, abhängig von Art, Lokalisation und Intensität des krankhaften Vorgangs. Aus der Natur der Regelmechanismen folgt, daß beim Grenzwert des homöostatischen Zustandes ein Umschlag oder eine paradoxe Reaktion resultieren bzw. der pathologische Vorgang oszillierend werden kann. Deshalb darf man es nicht dem Zufall zuschreiben, wenn innerhalb desselben Krankheitsbildes niedriger und erhöhter Blutdruck, Hypo- und Hyperthermie wechselnd einander folgen.

Folgende *Symptome des hypothalamischen Syndroms* kommen in abwechslungsreichen Bildern vor: Labilität der Körpertemperatur mit extremen Grenzwerten oder Schwankungen um den Normalbereich; Tachykardie, unter Umständen paroxysmal; pathologische Obesität, plötzliche und hochgradige Abmagerung; Diabetes insipidus; Hypogonadismus mit mangelhafter Entwicklung der primären und sekundären Geschlechtsmerkmale. Für die einzelnen klinischen Erscheinungen ist mitunter die Störung mehrerer neuraler und hormonaler Mechanismen verantwortlich. So kann Tachykardie unmittelbarer Ausdruck einer Störung der hypothalamischen Regulierung der Herzaktion sein; diese aber kann auch durch eine mittelbare thyreogene Herzfunktionsstörung kompliziert werden.

Allgemeiner bekannt sind folgende *Dienzephalon-Syndrome.*

Das *Fröhlich-Syndrom* ist gekennzeichnet durch feminine Konstitution, Puppengesicht, Hypogonadismus, vegetative Labilität und oft durch Genu valgum.

Die *Simmondssche Krankheit* zeichnet sich aus durch verminderten Grundumsatz, Hypotonie, Hypoglykämie, Anämie und Depressionszustände.

Das *Sheehansche Syndrom* beruht auf einer Nekrose des Vorderlappens der Hypophyse infolge von Thromboembolie, meist im Anschluß an eine Entbindung. Die Brustdrüsen atrophieren, Amenorrhoe, Hypothyreose, Hypokortizismus, Anämie und Somnolenz treten ein. Die Haut ist bleich. Die Somnolenz kann sich unter plötzlichen Belastungen, z. B. bei Fieber, bis zum Koma vertiefen.

Die sog. *Anorexia nervosa* (psychisch bedingter Negativismus der Nahrungsaufnahme) führt man zur Zeit auf eine hypothalamo-hypophysäre Funktionsstörung zurück.

Die *Hypofunktion der Hypophyse* im Kindesalter ruft einen Nanismus mit guten Proportionen hervor; ihre *Hyperfunktion* dagegen verursacht bei Kindern Gigantismus und bei Erwachsenen Akromegalie.

Bei der *Cushingschen Krankheit* ist die ACTH-Mobilisierung gesteigert. Die Kranken haben ein Mondgesicht mit Fischmund. Sonst beschränkt sich die Obesität auf den Rumpf. Auf der Bauch- und Oberschenkelhaut erscheinen Striae, die infolge Durchscheinens des blutreichen Bindegewebes rosafarben und livid sind. Der Blutdruck ist hoch, eine Polyglobulie ist vorhanden. Die Knochen werden porotisch. Es entwickelt sich eine Hypertrichose.

Im *Lawrence-Moon-Biedlschen Syndrom* vergesellschaften sich Fettsucht, geistiges Zurückbleiben und genitale Hypoplasie. Polydaktylie und Retinitis pigmentosa weisen auf das Vorhandensein entsprechender genetischer Faktoren hin.

Das auffälligste Zeichen des *Morgagni-Stewart-Morelschen Syndroms* ist die Verdickung der Schädelknochen, insbesondere des Stirnbeines. Es bestehen Kopfschmerzen, eventuell Demenz, vegetative Labilität, Obesität und virile Behaarung.

Reine *dienzephale Reizsymptome* können anfallsweise auftreten. Zahlreiche Beobachtungen lassen folgende Erscheinungen erkennen (PENFIELD): Ausgeprägter Wechsel der Atem- und Pulsfrequenz, meistens jedoch Zunahme; Vasodilatation, Erythem, Hyperhidrose, vor allem im Versorgungsgebiet des Halssympathikus; Tränen- und Speichelfluß; Blutdruckschwankungen, nicht selten mit vermindertem systolischen und erhöhtem diastolischen Druck; Zittern; extreme Schwankungen der Pupillenweite und Bulbusprotrusion, manchmal mit Seitenunterschieden; Oligurie bis zur Retention; Unruhe oder Apathie, Bewußtseinsverluste, die aber sekundär durch die Atem-Kreislaufstörungen bedingt sein können.

Wenn wir den Stoffwechsel als ein System biochemischer Regulierungen auffassen, dann muß die Therapie den Einbau einer künstlichen äußeren Kontrolle zum Ziel haben. Was die medikamentöse Behandlung betrifft, so müssen wir uns darüber im klaren sein, daß sie unter Umständen auf den gestörten Regelkreis hemmend wirkt, in gewissen Fällen aber die Störung noch zu steigern vermag. Sie ändert z. B. den Wert des durch den Organismus beanspruchten optimalen Niveaus und bringt eine nur schwer auszugleichende Schwankung zwischen zwei extremen Werten in Gang.

Bei der *Behandlung vegetativer Krankheitsvorgänge* sind zwei prinzipiell wichtige Grundsätze zu beachten. Der eine ist das sog. Gesetz des Ausgangswertes (»law of initial value«, WILDER). Nach diesem ist die Ansprechbarkeit einer Funktion für Reize um so geringer und für Hemmungen um so größer, je stärker ihr ursprünglicher Erregungszustand war – und umgekehrt: je ausgeprägter der Hemmungszustand einer Funktion ist, um so weniger empfindlich erweist sich diese für eine weitere Hemmung und um so empfindlicher für Erregung. Ein Beispiel aus der Praxis ist, daß Adrenalin einen bereits erhöhten Blutdruck nur verhältnismäßig geringfügig steigert, während die entgegengesetzte Wirkung, welche die Rauwolfia-Präparate hervorrufen, durchaus dramatisch sein kann.

Der andere Grundsatz liegt im annähernd *tagesperiodischen Wechsel*, der höchstwahrscheinlich dienzephalen Ursprungs ist. Das besagt nicht nur, daß die intermediären und Abbauprodukte des Stoffwechsels in den verschiedenen Phasen des Tages durch variierende Werte vertreten sind, sondern daß sich zugleich auch die Empfindlichkeit für Medikamente oder Eingriffe ändert, und zwar einmal von objektiven kosmischen Erscheinungen, zum anderen aber von einer unter der Einwirkung dieser ausgebildeten, dem Individuum eigenen inneren Periodizität abhängig ist.

Schrifttum

HARRIS, G. W.: The Development of Neuroendocrinology. In: FRENCH, J. D.: Frontiers in Brain Research. Columbia Univ. Press, New York—London 1962.

HENSEL, H.: Regelungsvorgänge in der Biologie. Tagung »Biologische Regelung«. Oldenbourg, München 1956.

WOOLDRIDGE, D. E.: The Machinery of the Brain. McGraw-Hill, New York—London 1963.

III. Differentialdiagnose der mit Bewußtlosigkeit einhergehenden Krankheitsbilder

von

Zsuzsa Frey

Das Bewußtsein kann als eine elektive Funktion aufgefaßt werden. Im Bewußtseinsinhalt ist das aktuelle psychische Erlebnis von den nicht oder zumindest nicht klar erfaßten, nur potentiellen psychischen Erscheinungen abgegrenzt. Bei dieser Tätigkeit hilft auch die koordinierende Aufmerksamkeit mit, die sich mit einem Lichtkegel vergleichen läßt (Abb. 6, s. Anhang). Sein Fokus beleuchtet einzelne Abschnitte im dunklen unbewußten Feld; der Durchmesser des Bewußtseinsfokus und die diesen umgebende, nur halbwegs bewußte Hintergrundsphäre werden gleichsam von einer Blende bestimmt. In diesem Sinne kann man die Bewußtseinsfunktion als Regelung bezeichnen. Der Sollwert, d. h. die zur tatsächlichen psychischen Leistung optimale Menge an Informationen, bleibt stets mit Hilfe des Reglers, der Aufmerksamkeit, entsprechend den Anforderungen koordiniert.

Zwar ergibt sich der aktuelle Bewußtseinszustand aus der gesamten Hirntätigkeit, die normale Funktion gewisser Mechanismen – insbesondere die der Großhirnrinde und des retikulären integrierenden Systems – bildet jedoch eine unerläßliche Bedingung für die Erhaltung des Bewußtseins.

Die Großhirnrinde erfüllt für die bewußten Leistungen drei Aufgaben. In ihr enden die sog. spezifischen sensiblen Nervenbahnen, die ihr Erregungen für die differenzierten Empfindungsqualitäten als Informationen aus der äußeren und inneren Welt zuführen. Die Rinde entsendet unter Verwertung der erhaltenen Informationen zur äußeren und inneren Welt die Befehle für gewollte, aber auch für halbbewußte und halbautonome Leistungen. Damit die Leistungen den Anforderungen entsprechen, werden in der Rinde die elementaren Signale umgeformt und die von den einzelnen Qualitäten gewonnenen Informationen mit solchen anderer Qualitäten verbunden. Hieraus ergibt sich eine den Interessen des Gesamtorganismus entsprechende Antwort, in der die Elementarintentionen zu einem komplexen Leistungsplan geordnet zu Tage treten.

Man möchte glauben, daß das Gesagte bereits genügt, um das Bewußtsein zu charakterisieren. Die Aufnahme von Sinneseindrücken, die assoziative Funktion und die Endreaktion sind jedoch nur inhaltliche Elemente des Bewußtseins. Zur Erkenntnis und Tätigkeit muß noch eine bestimmte Bedingung erfüllt werden. Für die Leistung des Bewußtseins ist nämlich eine Einschaltung und Regulierung notwendig, ebenso wie beim Rundfunkapparat, dessen Mechanismus die Vermittlung erst vollziehen kann, wenn der Apparat an das Stromnetz angeschlossen ist. Ähnlich wird die Großhirnrinde vom retikulären integrierenden System dynamisiert (Abb. 7, s. Anhang).

Die Bewußtseinsfunktion könnte man sich demnach, den Anforderungen der Physiologie entsprechend, etwa auf folgende Weise vorstellen:

Ein ständiger Strom von Sinneseindrücken fließt von der Peripherie über die spezifischen sensiblen Bahnen den kortikalen Repräsentationsgebieten zu. Im Hirnstamm gibt diese Strömung an die Formatio reticularis Reize ab, die eine für den betreffenden Sinneseindruck charakteristische Impulsdichte aufweisen. Bei einem bestimmten Schwellenwert ruft der Reiz in einer Kette strukturell vorgebildeter, teilweise miteinander verflochtener Impulskreise Aktionen hervor. In einen gesteigerten Erregungszustand geratene Zellen werden befähigt, weiteren Zellen oder Zellengruppen Informationen zu senden; diese schließen sich der Aktion an (recruiting). Durch eine mehrstufige Umschaltung gelangt dann der aspezifisch gewordene Erregungszustand, in dem die ursprünglichen Empfindungsqualitäten ihren individuellen Charakter längst verloren haben, in die Großhirnrinde, um hier die rezeptiven Zellenpopulationen durch Umstimmung ihres Grundspannungszustandes zur Aufnahme der hochqualifizierten spezifischen Sinneseindrücke vorzubereiten.

So wird die elektive, in vieler Hinsicht hemmende Funktion des Bewußtseins verständlich. Mit Hilfe der Aufmerksamkeit unterscheidet das Bewußtsein das Wichtige vom Unwichtigen; es verhindert, daß die den aktuellen Bedarf überschreitenden Impulse die notwendigen Impulse verdecken und verzerren. Auf diese Weise wird es möglich, die Aktion, die Form und die Art unserer Existenz, richtig zu planen und während ihres Vollzugs zu kontrollieren.

Das Bewußtsein ist gestört, wenn sich die elektive Funktion vermindert und Eindrücke von der Außenwelt ungehemmt erlebt werden. Bei erloschener Bewußtseinsfunktion werden Erlebnisse nicht registriert und ihre Spuren nicht gespeichert. Damit haben wir die beiden Hauptkriterien der Bewußtlosigkeit erfaßt, nämlich den Mangel des bewußten Erlebens und die Gedächtnislücke.

Man unterscheidet folgende Arten der Bewußtlosigkeit:

Das Bewußtsein kann *allmählich* oder *plötzlich* erlöschen. Beim allmählichen, graduellen Verlust durchläuft die Bewußtseinstrübung Phasen, die mehr oder weniger lange andauern können. Da die leichteren Phasen reversibel sind, können sie auch als selbständige Formen der *Bewußtseinstrübung* aufgefaßt werden.

Die leichteste Form ist die *Somnolenz*, in der der Kranke durch äußere Reize noch wachgehalten werden kann. Beim Fehlen von Umwelteinwirkungen fällt er alsbald in einen, dem physiologischen Schlaf ähnlichen Zustand, aus dem man ihn nur mit Hilfe stärkerer Reize wieder wecken kann.

Der *soporöse* Patient kann aus seinem nicht mehr physiologisch erscheinenden, doch gewissermaßen an einen sehr tiefen Schlaf erinnernden Zustand nur für kurze Zeit und nur durch schmerzhafte oder zumindest aphysiologisch starke Reize erweckt werden.

Das *Koma* läßt sich mit keinem physiologischen Zustand vergleichen. Kornea- und Pupillenreflexe fehlen, Reize ändern am Zustand nichts.

Genaue Grenzen zwischen diesen Formen kann man nicht ziehen. Im Übergangszustand zwischen Sopor und Koma lösen eventuell intensive schmerzhafte Reize noch Abwehrreaktionen aus, die aber unbewußt verlaufen.

Unsere funktionell-anatomischen Kenntnisse erlauben es, aus der Erscheinungsform der Bewußtlosigkeit zu folgern, welche Hirngebiete betroffen sind. Bei ausgedehnten Rindenläsionen, aber erhaltengebliebener Leistungsfähigkeit des retikulären Systems entsteht das *apallische Syndrom.* Diesem kortikalen Ausfallssyndrom stehen die genannten Zustände der Somnolenz-Sopor-Koma-Reihe als hirnstammbedingte Störungen gegenüber. Im Hinblick auf ihre partielle Ähnlichkeit mit dem Schlaf faßte KRETSCHMER diese als *hypnoide Bewußtseinsstörungen* zusammen.

Bewußtseinsverlust tritt in einigen Sekunden ein, wenn ein pathogener Faktor *plötzlich* und mit großer Intensität wirksam wird. So kommt bei der Gehirnerschütterung die Bewußtlosigkeit zustande. Einen ähnlichen Effekt können Tumoren auslösen, die zwar langsam wachsen, jedoch infolge ihrer Lage den Aquädukt plötzlich ventilartig zu schließen oder den Hirnstamm infolge plötzlicher Erhöhung des intrakraniellen Druckes ins Foramen occipitale magnum einzukeilen vermögen.

Wie lassen sich Richtlinien für das Erkennen und die Bewertung der Krankheitszeichen gewinnen, wenn das erste bzw. auffallendste Symptom die Bewußtlosigkeit ist?

Bei der Erhebung der *Vorgeschichte* muß nach früheren Krankheitsvorgängen gefragt werden, so nach chronischen Krankheiten wie Diabetes oder Epilepsie. Um den diagnostischen Gedankengang zu lenken, sind Angaben über hypertonische Krisen, plötzlichen Abfall des Blutdrucks und Kollapszustände von Bedeutung. Die Befragung muß sich auch auf Möglichkeiten erstrecken, deren Zusammenhang mit dem augenblicklichen Zustand des Kranken den Angehörigen verhüllt sein kann; so sind geringfügige, vor Monaten erlittene und unbeachtet gebliebene Schädeltraumen, die ein subdurales Hämatom nach sich ziehen können, von Wichtigkeit. Genau zu eruieren sind die Umstände, unter denen die Bewußtlosigkeit eintrat. Gelegentlich bedarf es der Klärung, ob die Bewußtlosigkeit wirklich Folge des Traumas war oder ob nicht ein Sturz in bereits bewußtseinsgetrübtem Zustand erfolgte, der die Manifestation einer Apoplexie oder eines sonstigen Hirnprozesses war.

Oft gibt der *Allgemeinzustand* des Kranken (Kachexie, Kongestion usw.) Hinweise, ob die Bewußtseinsstörung mit einer chronischen Erkrankung zusammenhängt oder einem akuten Geschehen zuzuschreiben ist.

Kühl und feucht fühlt sich die *Haut* bei Kollaps, trocken bei Dehydration an. Hautblutungen verschiedenen Typs lassen an hämatologische Erkrankungen denken. Äußere Verletzungen mit Hautblutungen im Kopf- und Halsbereich, »Brillenhämatome«, erwecken den Verdacht auf eine traumatische Gehirnläsion. *Blutung und Liquorfluß aus dem Ohr oder aus der Nase* sind Zeichen einer Fraktur im Bereich der mittleren bzw. vorderen Schädelgrube. Blutige Flüssigkeit entleert sich aus dem Mund bei Schädelbasisfrakturen, aber auch bei Zungenbiß während eines epileptischen Anfalls.

Die Beobachtung der *Atmung* kann uns diagnostisch weiterbringen. Verlangsamt ist sie z. B. bei Einklemmung der Oblongata infolge gesteigerten intrakraniellen Druckes. Bei Kreislaufinsuffizienz ist sie dagegen beschleunigt. Die Rhythmik und Regelmäßigkeit der Atmung sind an die Intaktheit des Zwischenhirns gebunden. Wenn die am weitesten oral gelegenen Regulationszentren des Hirnstamms versagen, entwickelt sich die periodische Cheyne-Stokessche Atmung. Reicht die Läsion noch weiter kaudalwärts, so wird die Atmung unregelmäßig.

Arrhythmische *Herztätigkeit* erweckt den Verdacht auf eine Hirnembolie.

Die »Flintenhahn-Lage« (position en chien de fusil), Opisthotonus und hinaufgezogene Knie, ein bei Meningitiden allgemein bekanntes Symptom, kommt auch bei der subarachnoidalen Blutung und bei raumfordernden Prozessen der hinteren Schädelgrube vor.

Unter den *neurologischen Krankheitszeichen*, die die Bewußtlosigkeit begleiten, können Lähmungen diagnostisch maßgebend sein. Eine passiv hochgehobene Extremität fällt – falls gelähmt – herab, während die anderen dadurch, daß ihr Muskeltonus erhalten geblieben ist und sie erst allmählich absinken, verraten, daß sie ihrer Innervation nicht verlustig gegangen sind. Nicht zu vergessen ist allerdings, daß mit einer Reflex- und Tonusverminderung auch eine plötzlich einsetzende zentrale Lähmung einhergehen kann. Diese anfängliche Hypotonie bei zentraler Lähmung gehört in den Rahmen der *Diaschisis*; mit diesem Namen belegte v. MONAKOW die Tatsache, daß eine akute Schädigung des Nervensystems sich in mannigfacheren und schwereren Symptomen äußert, als es den bleibenden Herdsymptomen entspricht. Allgemein bekannt ist das häufige Vorkommen der konjugierten Deviation der Augen. Die primitive mimische Reaktion, die man durch Druck auf den Bulbus auslösen kann, ist auf der herdentgegengesetzten Seite ausgeprägter. Eine Abduzensparese beim bewußtlosen Kranken ist nicht unbedingt als Herdzeichen zu werten; sie erweckt den Verdacht auf Steigerung des intrakranialen Druckes. Bei Barbituratvergiftungen besteht ein Nystagmus, der sich von den langsamen oszillierenden Augenbewegungen anderer Bewußtloser unterscheidet; er ist schneller und läßt die langsame und die kompensierende schnelle, entgegengesetzt gerichtete Komponente erkennen.

Die *Pupillenreflexe* fehlen im Koma und beim epileptischen Anfall. Eng sind die Pupillen bei Barbituratvergiftungen, unter Morphinwirkung und während des Bewußtseinsverlustes bei Glaukomkranken, die regelmäßig Pilokarpin erhalten. Weite Pupillen finden wir nach Atropingaben bzw. -vergiftung. Halbseitige Hirnprozesse rufen anfangs – als Reizsymptom des Okulomotorius – Verengerung, später Erweiterung der Pupillen mit Ausfall ihrer Reaktionen gewöhnlich auf der Seite des Prozesses hervor (s. auch S. 48 und 49).

Tonisch-klonische Krämpfe, wie im allgemeinen die epileptischen Manifestationen, stellen uns vor die Aufgabe, ihre Genese zu klären. Muskelzuckungen im ganzen Körper lassen vor allem an eine allgemeine Intoxikation (z. B. Urämie) denken.

Eine Dezerebrationsrigidität, Strecktonus sämtlicher Extremitäten, verwertet man zugunsten der Annahme eines oralen, bis zum Mittelhirn reichenden Funktionsausfalls. Als »Dekortikations«-Rigidität bezeichnet man die tonische Haltung, bei der sich die Arme in Flexion, die Beine in Extension befinden. In dieser Bezeichnung kommt die Annahme zum Ausdruck, daß diese Tonusverteilung einem höher organisierten Innervationsmuster entspricht und der Prozeß das Mittelhirn nicht einbezogen hat. Die Tonussteigerung der Nackenmuskulatur ist, wie bereits erwähnt, meist ein Zeichen entzündlicher Prozesse oder einer Blutdiffusion in den Subarachnoidalraum. Als Hirnstammsymptom kommt es bei Geschwülsten und Kreislaufstörungen im Bereich der hinteren Schädelgrube (Arteria basilaris) vor.

Entfesselungssymptome (»réflexes de libération«) – Greif- und Saugreflexkomplex, Stützreaktionen u. dgl. – deuten auf den Ausfall der Kontrolle von seiten des Stirn-, selten des Schläfenlappens hin.

Bei Besprechung der häufigsten pathogenetischen Faktoren, die für eine Bewußtlosigkeit verantwortlich sind, müssen wir diejenigen, die *plötzlichen Bewußtseinsverlust* bewirken, von jenen abgrenzen, bei denen der bewußtlose Zustand sich *allmählich entwickelt.* In ersterer Gruppe muß man wiederum die Bewußtlosigkeit von kurzer und von längerer Zeitdauer gesondert beachten.

Plötzlichen Bewußtseinsverlust verursachen für kurze Zeit

Epileptische Anfälle

  Grand mal, Petit mal, sich generalisierender Jackson-Anfall, temporaler Anfall

Trauma

  Gehirnerschütterung

Plötzlichen Bewußtseinsverlust verursachen für längere Zeit

Trauma

  Gehirnkontusion, epidurale Blutung

Kreislaufstörungen

Embolie, Blutung (hypertonische; Aneurysmaruptur), Thrombose (z. B. der Arteria basilaris)

Hirngeschwülste und andere raumfordernde Prozesse

Allmählich entwickelt sich die Bewußtlosigkeit bei

Trauma

epi- und subdurale Blutung

Kreislaufstörungen

subarachnoidale Blutung, Thrombose (z. B. die der Arteria cerebri media), Kreislaufinsuffizienz

Hirngeschwülsten und anderen raumfordernden Prozessen

Meningoenzephalitiden

Plötzlicher Bewußtseinsverlust von kurzer Dauer ist eine häufige epileptische Manifestation. Er kann Folge eines chronischen und nicht fortschreitenden *Krankheitszustandes,* aber auch Symptom eines *Vorganges* sein, der einen sofortigen Eingriff erfordert. Diese beiden Arten der pathologischen Grundlage lassen sich weniger durch den Anfallstyp als mit Hilfe der Anamnese unterscheiden.

Unter den epileptischen Anfällen sind die als *Grand mal* (großer Anfall) bezeichneten, mit tonisch-klonischen Krämpfen einhergehenden die häufigsten. Beginnt der Anfall mit einer »Aura« (griech.-lat.: Hauch = Strömung), die das plötzliche Ereignis ankündigt, so ist es offensichtlich, daß die epileptische Erregung in der Großhirnrinde entstanden ist. In der Aura manifestiert sich nämlich die Erregung sensorischer – mitunter inhibitorischer – Rindenfelder. Sie kann demgemäß in verschiedensten Sensationen zutage treten, auch selbständig, so als sensorischer Jackson-Anfall, ohne daß es hier zu einer motorischen Manifestation kommt. Ein Beispiel inhibitorischer Erregung ist die Sprachhemmung (»speech arrest«). Der Bewußtseinsverlust und die tonische Phase der Krämpfe sind Zeichen der Erregung der retikulären Formation, die spätere klonische Phase hat ihre funktionelle Grundlage in der Rindenaktivität. Oft endet der Anfall mit einem terminalen Schlaf. Die Tonussteigerung mit Apnoe dauert nur einige Sekunden, die klonischen Krämpfe können sich mehrere Minuten hindurch wiederholen. Der geschilderte Ablauf des epileptischen Anfalls ist grundsätzlich konstant, einzelne Phasen, die Aura und der terminale Schlaf, können aber fehlen. Bei Häufung der Anfälle entwickelt sich der *Status epilepticus*, in dem die Anfälle sich wiederholen, ohne daß inzwischen das Bewußtsein wiederkehrt. Ein Status epilepticus kann Folge der Aussetzung antikonvulsiver Arzneimittel sein.

Beim *Petit mal* (kleiner Anfall) dauert die Bewußtlosigkeit nur einige Sekunden; der Patient macht oft nur den Eindruck von Verträumtheit und Geistesabwesenheit (Absence). Solche Anfälle kommen vorwiegend bei Kindern vor. Klonische Krämpfe fehlen im allgemeinen, eine Steigerung des Muskeltonus findet sich nie.

Die *Jackson-Epilepsie* ist meist kortikalen Ursprungs. Oft läßt sich dies aus dem Verlauf der Krämpfe ablesen, am deutlichsten, wenn der Reizzustand im motorischen Hauptrindenfeld einsetzt, z. B. im ausgedehnten Repräsentationsgebiet der Hand- und Mundmuskulatur. In einer bestimmten Muskelgruppe beginnende Krämpfe greifen schrittweise (Jacksonmarch) auf die anderen Muskelgruppen über, und zwar in einer Reihenfolge, die der Entfernung ihres Repräsentationsgebietes vom Ausgangsfokus entspricht. Zunächst bleiben sie meist auf die Seite ihres Beginns beschränkt, später breiten sie sich auch kontralateral aus. Ist die Reizung derart intensiv, daß die von der motorischen Rinde ausgehende Explosion das retikuläre System ergreift, so erlischt das Bewußtsein und die Krämpfe werden generalisiert, d. h., die gesamte Körpermuskulatur wird wie beim großen Anfall in sie einbezogen. Auch Erregungsherde im Schläfenlappen führen zu Generalisierung und Bewußtlosigkeit. Bei dieser *temporalen* oder »psychomotorischen« *Epilepsie* setzen die Anfälle häufig mit sog. »déjà vu«- oder »jamais vu«-Erlebnissen, einem traumähnlichen Zustand, und automatischen schmatzenden oder Kaubewegungen ein.

Unter den traumatischen Schädigungen ist es die *Gehirnerschütterung* (Commotio cerebri), bei der die Bewußtlosigkeit plötzlich eintritt und kurz – 2 bis 20 Minuten – anhält. Für die Zeit des bewußtlosen Zustandes besteht natürlich Amnesie, oft auch für einen dem Trauma vorangegangenen Zeitraum (retrograde Amnesie), da der Mechanismus der Impulszirkulation, der für die Einprägung von Erinnerungsbildern verantwortlich ist, durch das Trauma eine Störung erlitten hat. Mitunter erstreckt sich der Gedächtnisausfall auf eine der Bewußtlosigkeit folgende Periode mit Trübung des Bewußtseins (anterograde Amnesie). Während der Bewußtlosigkeit sind die Pupillen gleich eng und reagieren kaum auf Licht, der Kornea-Konjunktiva-

Reflex fehlt, die Haut ist blaß, kühl und feucht, es besteht Bradykardie, der Blutdruck sinkt und die Eigenreflexe fehlen. Das Wiedergewinnen des Bewußtseins kann mit Erbrechen und einer bis zur Selbstgefährdung gehenden psychomotorischen Unruhe verbunden sein.

Länger dauert die Bewußtlosigkeit oft bei der *Gehirnkontusion*, bei der auch Herdsymptome vorhanden sein können. Eine Pupillendifferenz läßt an die überwiegende Läsion einer Hemisphäre denken. Blutungen im Mesodienzephalon gefährden das Leben; deshalb gelten Tonuswechsel und insbesondere Dezerebrationsrigidität als ernste prognostische Zeichen.

Der direkt durch das Trauma bedingte Bewußtseinsverlust klärt sich in manchen Fällen nicht auf, da sich der Kommotio bzw. Kontusio eine *epidurale Blutung* anschließt. Die epidurale Blutung entsteht hauptsächlich infolge einer Ruptur der Arteria meningea media bzw. ihrer Äste. Meistens, jedoch nicht immer, ist die Pars squamosa des Schläfenbeins frakturiert. Die Pupillen verhalten sich wie au S. 45 beschrieben. Auf der entgegengesetzten Seite der Blutung treten gewöhnlich Herdsymptome (Tonussteigerung, lebhaftere Reflexe, pathologische Reflexe, Lähmung, mitunter Jackson-Anfälle) auf. In kurzer Zeit kommt die Steigerung des intrakranialen Druckes in einer Bradykardie zum Ausdruck, beide Pupillen werden weit und lichtstarr.

Bei den *zerebralen Gefäßstörungen* kann das Bewußtsein plötzlich und für längere Zeit verlorengehen. Vorangegangene Herzbeschwerden und der kardiale Befund sind maßgebend für die Diagnose einer Hirnembolie.

Die Dezerebrationsrigidität erweckt den Verdacht auf Einklemmung des Hirnstammes oder auf Einbruch einer Blutung in das Ventrikelsystem. Bei der Aneurysmaruptur gelangt Blut in den Subarachnoidalraum; außer einer plötzlich eintretenden Bewußtlosigkeit kann Genickstarre das einzige Symptom sein.

Plötzlicher Bewußtseinsverlust kommt auch bei Thrombosen vor. Beim Verschluß der Arteria basilaris ist der bewußtlose Kranke tetraplegisch; von Zeit zu Zeit setzt unerwartet eine Tonussteigerung ein, die an die Dezerebrationsrigidität erinnert. Die Symptome von seiten der Hirnnerven sind wechselnd, die Atmung ist unregelmäßig, zuweilen vom Cheyne-Stokesschen Typ, der Blutdruck schwankt.

Mitunter ist der Bewußtseinsverlust die erste Manifestation von *Gehirntumoren*. Zugleich können epileptische Erscheinungen verschiedener Art vorhanden sein. Wenn aber das Bewußtsein plötzlich und ohne Krämpfe verlorengeht und die Bewußtlosigkeit andauert, muß man an eine rasche Volumenvergrößerung des Schädelinhaltes infolge eines Ödems denken. Bei diesen Symptomenkoppelungen ist, selbst bei Fehlen von Herdsymptomen, die Möglichkeit einer Gehirngeschwulst zu erwägen.

Gehirnabszesse rufen gewöhnlich durch Einbrechen in die Hirnkammer oder in den subarachnoidalen Raum Bewußtlosigkeit hervor. In solchen Fällen können die meningitischen Zeichen die Symptome des Abszesses verschleiern.

Bei der *epiduralen Blutung* (s. S. 48) entwickelt sich eine zweite Bewußtlosigkeit erst *allmählich*, nachdem die direkt auf das Trauma folgende sich bereits zurückgebildet hat (falls eine solche überhaupt bestanden hat!). Dieser Verlauf mit einem »lucidum intervallum«, den man früher als charakteristisch für die epidurale Blutung angesehen hat, kommt jedoch in kaum 40% der Fälle vor. Naturgemäß bedingt die Blutung selbst Herdsymptome auf der entgegengesetzten Seite, während die Einklemmung des Pedunkulus, die durch eine Steigerung des intrakranialen Druckes verursacht wird, Fokalsymptome auf der Seite der Blutung hervorruft; sie werden von Störungen der Atmung und Herztätigkeit begleitet.

Das *subdurale Hämatom* entwickelt sich – oft nach ganz geringfügigen Traumen – langsam. Die Blutungsquelle ist fast stets in den sog. Brückenvenen zu suchen, die in den Sinus sagittalis superior münden. Das Hämatom wächst nach dem Stillstand der Blutung weiter, da der Abbau großmolekularer Stoffe zur Steigerung des osmotischen Druckes im Hämatom führt, weswegen sich immer mehr Flüssigkeit in diesem ansammelt. Vom Tempo dieses Vorganges abhängig entwickelt sich ein akutes oder subakutes (1 bis 21 Tage) bzw. ein chronisches (21 Tage bis viele Monate) nach dem Trauma sich manifestierendes Hämatom. Neben der Bewußtlosigkeit können die Herdsymptome sehr im Hintergrund bleiben bzw. sich auf leichte kontralaterale Halbseitenerscheinungen beschränken. Fast stets ist aber die ipsilaterale Pupille erweitert. Das Auftreten von Pyramidenzeichen auf der Seite des Hämatoms weist darauf hin, daß ein gesteigerter Druck die kontralaterale Pedunkulushälfte an das Tentorium cerebelli gepreßt hat.

Bei den *Gefäßerkrankungen* bildet sich die Bewußtlosigkeit bei manchen *subarachnoidalen Blutungen* allmählich aus, besonders im höheren Alter. Nackensteifigkeit und – eventuell kaum wahrnehmbare – Halbseitenerscheinungen können bestehen.

Die *Thrombose* der Carotis interna bzw. ihrer Zweige (s. S. 112) führt nicht selten, abgesehen von kontralateralen Fokalsymptomen, zu einer sich vertiefenden Bewußtlosigkeit.

In wiederkehrender Bewußtlosigkeit mit wechselnden Herdsymptomen äußert sich die *Insuffizienz des Gehirnkreislaufs*, die meistens auf dem Boden diffuser zerebraler Arteriosklerose entsteht.

Beim *Hirntumor* und *-abszeß* vertieft sich oft eine Bewußtseinstrübung allmählich. Die Störung des Bewußtseinszustandes ist meist nicht unmittelbar durch das Wachstum der Geschwulst, sondern vielmehr durch die sekundären Störungen des Liquor- und Blutkreislaufs bedingt.

Bei *Meningoenzephalitiden* können die einzelnen Stadien der Vertiefung der Bewußtlosigkeit sehr schnell aufeinander folgen. In differentialdiagnostischer Hinsicht kann das Fieber richtungweisend sein. An multiple Herde denkt man, wenn Zeichen der Schädigung von langen Bahnen und Hirnnerven bestehen.

Schrifttum

DELAFRESNAY, J. F.: Brain Mechanisms and Consciousness. Blackwell, Oxford 1954.

JUNG, R.: Neurophysiologie und Psychiatrie. In: Psychiatrie der Gegenwart. I/1A. Springer, Berlin—Heidelberg—New York 1967.

KÖRNYEY, ST.: Therapia Hungarica *13*, 1—9 (1965).

PLUM, F., und POSNER, J. B.: Diagnosis of Stupor and Coma. Contemp. Neurol. Davis, Philadelphia 1967.

RAKONITZ, J., FREY, ZS., und STRAUSZ, I.: Az eszméletlen beteg (Der bewußtlose Kranke). Medicina, Budapest 1968.

IV. Der Kopfschmerz

von

Erika Tunkl

Der chronische Kopfschmerz gilt gleichsam als Zivilisations--krankheit. Nach Angaben HEYCKS leidet etwa 4–8% der Ge samtbevölkerung an Kopfschmerzen. FRIEDMANN und MERRITT stellen fest, daß 50% der Patienten, die ärztliche Hilfe suchen, über Kopfschmerzen klagen. Der übermäßige Gebrauch schmerzlindernder Mittel ist oft eher schädlich als nützlich; dennoch ersuchen die Kranken den Arzt Tag für Tag, diese Mittel zu verordnen. Wir müssen uns als Ziel nicht eine symptomatische, sondern nach Möglichkeit eine kausale Behandlung setzen.

Die Schmerzinnervation erhält der Kopf überwiegend vom Nervus trigeminus, für geringere Bezirke von den Nn. glossopharyngeus, vagus und intermedius sowie von den 2. und 3. Halswurzeln. Schmerzempfindlich sind die Dura der Schädelbasis, die Arterien der Dura und der Leptomeninx, die basalen Hirnarterien, die venösen Sinus und die sog. kortikalen Venen. Nur die Arterien von größerem Durchmesser als 1 mm sind schmerzempfindlich. Die Hirnsubstanz selbst, die Arachnoidea, die Dura der Konvexität sowie die Plexus choroidei sind unempfindlich gegenüber Schmerzreizen.

Die Kopfschmerzen kann man nach ihrer Ursache, ihrem Typ und ihrer Lokalisierung gruppieren. Am zweckmäßigsten erscheint eine Einteilung nach Ursachen bzw. Typen:

1. Migräne
   - banale Migräne und »Migraine ophtalmique«
   - ophthalmoplegische Migräne
   - »Migraine accompagnée«
   - sonstige Migräneanfälle
2. Migräneartige Kopfschmerzen
   - vasomotorischer Kopfschmerz
   - Erythroprosopalgie

3. Gesichts- und Kopfneuralgien
   - idiopathische Trigeminusneuralgie
   - symptomatische Trigeminusneuralgien
   - Neuralgie des Nervus facialis
   - Neuralgie des Nervus glossopharyngeus
   - Neuralgie des Nervus vagus
   - Neuralgie des Ganglion sphenopalatinum
   - aurikulotemporales Syndrom
   - Periostitis orbitalis
   - Glossodynie
   - Neuralgien bzw. neuralgiforme Schmerzen im Gebiet einzelner Kopfnerven und »myalgische« Kopfschmerzen
4. Kopf- und Gesichtsschmerzen bei Halswirbelerkrankungen
5. Kopfschmerzen infolge chronischer Gefäßerkrankungen
   - hypertonische und arteriosklerotische Kopfschmerzen
   - Kopfschmerzen bei entzündlichen und allergischen Arterienkrankheiten
   - Arteritis temporalis
   - intrakraniale Aneurysmen
   - subarachnoidale Blutung
6. Posttraumatische Kopfschmerzen
   - Narbenneuralgien
   - subdurale Hämatome
   - epidurales Hämatom
   - traumatische Arachnitis
7. Toxische Kopfschmerzen
   - industrielle und Genußmittelvergiftungen
   - Intoxikationen mit Medikamenten
8. Kopfschmerzen bei Erkrankungen der Nebenhöhlen, des Pharynx, der Ohren und der Zähne
   - Sinusitis
   - entzündliche Zahnerkrankungen
   - Erkrankungen und anatomische Anomalien der Nase
   - chronische Tonsillitis
   - Ohrenkrankheiten
   - Kopfschmerzen beim Husten

9. Ophthalmogene Kopfschmerzen
   Glaukom
   Lichtbrechungsanomalien, Astigmatismus
10. Kopfschmerzen bei Geschwülsten und entzündlichen Vorgängen in der Schädelhöhle
11. Kopfschmerzen infolge niedrigen Liquordrucks
12. Psychogener Kopfschmerz
13. Kopfschmerzen bei Erkrankungen der Blutbildungsorgane
14. Metabolische Kopfschmerzen

Migräne

Banale Migräne und »Migraine ophtalmique«

Anfallsweise tritt nach Prodromalsymptomen, wie Übelkeit und Erbrechen, halb-, seltener beiderseitiger Kopfschmerz auf. Meist bestehen Sehstörungen, daher die Bezeichnung »Migraine ophtalmique«. Wenn sie fehlen oder sich auf ein Nebelsehen oder eine Lichtüberempfindlichkeit beschränken, spricht man von »banaler Migräne«.

Die Prodromalsymptome sind z. T. psychischer Natur und kehren bei demselben Kranken gewöhnlich in gleicher Form wieder. Mitunter wird bereits am Tage vor dem Anfall die Stimmung euphorisch, gedrückt oder gereizt. Dementsprechend kann sich die körperliche Leistungsfähigkeit steigern oder vermindern. Am Vorabend treten Überempfindlichkeit gegen Licht, Geräusche und Gerüche, auch Heißhunger auf, die Nacht wird schlaflos. In anderen Fällen zeigen sich diese prodromalen Störungen morgens beim Erwachen.

Dem Kopfschmerz geht bei der »Migraine ophtalmique« die sog. visuelle Aura voraus. Ihre Dauer erstreckt sich von einigen Minuten bis zu einer halben Stunde. Ihre leichtesten Formen sind Licht- oder Farbenflimmern in einem Abschnitt oder im Bereich des gesamten Gesichtsfeldes, Metamorphopsie, elementare visuelle Halluzinationen oder Skotome verschiedener Größe. Selten kommt auch vorübergehende völlige Amaurose vor.

Entweder unmittelbar oder nach einem kurzen Intervall von einigen Minuten folgt auf die Aura der heftige Kopfschmerz. Abortive Anfälle erschöpfen sich in den visuellen Symptomen.

Die Schmerzen sind am häufigsten in der Stirn, den Schläfen oder um die Augen lokalisiert, seltener im Nacken oder im Hals. Sie sind charakteristisch pulsierend, hämmernd, ihr Rhythmus folgt meist dem des Pulses. Typischer halbseitiger Schmerz besteht nur bei 66% der Fälle. Bei den übrigen ist der Schmerz bereits zu Anfallsbeginn beiderseitig oder wird es während des Anfalls. Die Seite des Schmerzes wechselt mitunter während desselben Anfalls. Die Schmerzen erreichen im allgemeinen binnen ein bis zwei Stunden ihren Höhepunkt; dann hören sie allmählich, seltener plötzlich auf. Der Anfall kann in einer halben Stunde abklingen, aber auch 12 Stunden dauern. Er kann noch am selben Tag wiederkehren. Nach dem Schmerzanfall fällt der Kranke häufig für mehrere Stunden in tiefen Schlaf, aus dem er gewöhnlich beschwerdefrei erwacht.

Äußere, sichtbare Veränderungen: Auffallend bleiche Gesichtsfarbe, die meist den subjektiven Beschwerden vorausgeht; während schwerer Anfälle wird das Gesicht grau, eingefallen und die Haut schlaff. Die Schläfenarterie schwillt auf der entsprechenden Seite nicht selten an, schlängelt sich und pulsiert sichtbar. Die Venen der Stirn und der Schläfen sind überfüllt. Oft tritt halbseitig Zyanose, manchmal Tränenfluß auf. Zu Beginn des Anfalls wird über Brechreiz geklagt; Erbrechen folgt entweder plötzlich oder nach allmählicher Zunahme der Nausea. Mit dem Erbrechen kann der Anfall bereits enden; das Erbrechen kann sich aber Stunden, ja Tage hindurch wiederholen.

Postparoxysmale Schmerzen treten meist in Fällen auf, in denen die Schwellung der Arteria temporalis nach dem Anfall fortbesteht.

Ophthalmoplegische Migräne

Den halbseitigen, anfallsweise auftretenden Kopfschmerzen gesellen sich Lähmungen der Augenmuskeln hinzu; meistens handelt es sich um eine partielle oder vollständige äußere oder innere Okulomotoriuslähmung. In der Mehrzahl der Fälle ist immer dieselbe Seite befallen; jedoch kommt auch ein Seitenwechsel vor, während beiderseitige Lähmung eine literarische Seltenheit ist. Manchmal beteiligt sich an der Lähmung auch der N. abducens oder der N. trochlearis.

»Migraine accompagnée«

»Migraine accompagnée« wird seit CHARCOT und FÉRÉ die seltene Form genannt, bei der eine heftige Hemikranie mit verschiedenen fokalen Reiz- oder Ausfallserscheinungen einhergeht.

Die häufigsten Symptome sind Parästhesien oder Sensibilitätsausfall, von den Fingerspitzen proximalwärts verlaufend, ein Gefühl der Gedunsenheit, Aphasie, Paraphasie und Agraphie. Motorische Symptome, wie Hemiparesen, können ebenfalls auftreten; sie dauern meist nur 5 bis 10 Minuten, längstens 30 Minuten und gehen nur kurzzeitig dem Kopfschmerz voraus. Gleichgewichtsstörungen mit Schwindel (Hemicrania cerebellaris OPPENHEIM) sind in seltenen Fällen das beherrschende Symptom. Die Herdsymptome können auch Anfallsäquivalente sein, ohne daß gleichzeitig Kopfschmerzen bestehen.

Das Schrifttum befaßt sich gern mit derartigen Fällen; DYNES, SYMONDS, WHITTY, CHRISTIANSEN und PETTE betonen das familiäre Vorkommen. Ebenfalls familiär bedingt können Jackson-Anfälle in den Extremitäten- und Gesichtsmuskeln sein (FÉRÉ, FLATAU und HAMBURGER) sowie Vestibularisstörungen, z.B. Menière-artige Anfälle mit oder ohne Nystagmus.

Allgemein wird behauptet, daß Lähmungen und Sprachstörungen bei diesen Migräneformen vorübergehender Natur und nicht prognostisch beunruhigend sind. Sie mahnen trotzdem zur sorgfältigen neurologischen Untersuchung, besonders dann, wenn sie irreversibel sind, so unter dem besonderen Aspekt des möglichen Vorliegens von Tumoren, Aneurysmen oder sonstigen raumfordernden Prozessen und der multiplen Sklerose.

Sonstige Migräneanfälle

Bei der *abdominalen Migräne* treten heftige Bauchkrämpfe mit oder ohne Hemikranie auf. Im letzteren Fall ist die Unterscheidung von einer akuten abdominalen Katastrophe und abdominalen Epilepsie schwierig. An abdominale Migräne denkt man in erster Linie, wenn in der Familie des Kranken andere Typen von Migräne oder ähnliche Beschwerden vorkommen.

Bei Kindern bzw. während der Pubertät sind sie häufiger als bei Erwachsenen. Vom Gesichtspunkt der Differentialdiagnose soll beachtet werden, daß Geschwülste des Schläfenlappens bzw. der Inselgegend ebenfalls Bauchkrämpfe verursachen können.

Die sog. *Menstruations-Migräne* tritt jeweils in einer gewissen Phase des monatlichen Zyklus auf, im Prä-, Post- oder Intermenstruum oder zur Zeit der Ovulation. Der hormonale Hintergrund ist zwar anzunehmen, jedoch nicht erwiesen.

Bekannt ist die sog. *photogene Migräne*, bei der z. B. der Anblick eines karierten Kleides, aufblitzende und wiederholte Lichteffekte oder das Fernsehen Migräneanfälle auslösen.

Hinsichtlich des *Pathomechanismus der Migräne* wurde festgestellt, daß Veränderungen, wie Hirnödem, arteriovenöse Shunts und vaskuläre Störungen nur in einer geringen Zahl von Fällen eine Rolle spielen. Wahrscheinlich handelt es sich in den meisten Fällen um komplexe Störungen der Gefäßregulation, bei denen Distension regionaler Venen, CO_2-Anhäufung, Hypoxie und arteriovenöse Kurzschlüsse – möglicherweise gleichzeitig – vorliegen.

Die Rolle *allergischer Faktoren* bei der Auslösung von Migräneanfällen ist noch umstritten, ebenso die Bedeutung des Wechsels von Wetterfronten. In den Übergangsjahreszeiten (Frühjahr und Herbst) sind die Anfälle häufiger.

Migräneartige Kopfschmerzen

Vasomotorischer Kopfschmerz

Der nicht anfallsweise auftretende Schmerz dehnt sich auf den ganzen Kopf aus und tritt meistens bei gebückter Stellung oder schwerem Stuhlgang auf. Der Schmerz kann den Charakter eines ständigen, dumpfen Druckgefühls haben oder schneidend sein. Er beginnt gewöhnlich morgens, nach dem Aufstehen, niemals jedoch in der Nacht. Die Diagnose stützt sich in erster Linie auf die subjektiven Beschwerden; der neurologische und internistische Befund sind normal. Übergangsformen zur Migräne sind bekannt. Die Anfälle werden ab und zu von auffallend bleicher Gesichtsfarbe und Nausea begleitet.

Den vasomotorischen Kopfschmerzen gesellen sich mitunter tetaniforme Erscheinungen hinzu; sie gehen stets mit Normokalzämie einher und treten nach Hyperventilation auf.

Erythroprosopalgie (Horton-Syndrom, Bingscher Kopfschmerz)

Dieses charakteristische Krankheitsbild kommt bei Männern häufiger vor. Der stets halbseitige, bohrende, ziehende, hämmernde Schmerz beginnt in der Schläfengegend und strahlt in das Auge und die Stirn, seltener in den Oberkiefer und in die Zähne, zuweilen auch in das Ohr aus. Auf der schmerzenden Seite errötet zu Beginn des Anfalls die obere Gesichtshälfte und das Auge, auch verändert sich die Nasenschleimhaut ödematös. Die betroffene Gesichtshälfte kann sich wärmer anfühlen und starken Schweißaustritt zeigen. Auf dieser Seite kommt es zu Tränenfluß und erhöhter Nasensekretion. Die Anfälle treten oft in der Nacht oder während eines Nachmittagschlafes auf, bei einzelnen Patienten stets zur selben Stunde. Sie dauern 10 Minuten, oft 1 bis 2 Stunden und ebben ebenso rasch ab, wie sie entstanden sind. Sie können sich Wochen und Monate hindurch periodisch häufen; dann folgt eine völlig beschwerdefreie Remissionsphase.

Differentialdiagnostisch kommen Migräne und Trigeminusneuralgie in Betracht. Der Hortonsche Kopfschmerz besteht ununterbrochen, tritt nachts auf, wird von den oben beschriebenen vegetativen Symptomen begleitet und ist einer Histamin-Desensibilisierung zugänglich (»Histamin-Kopfschmerz«).

Gesichts- und Kopfneuralgien

Sie sind am häufigsten im Bereich des Gesichts, der Schläfe, der Ohren und des Pharynx zu beobachten.

Idiopathische Trigeminusneuralgie (»Tic douloureux«)

Die plötzlich, blitzartig einsetzenden Anfälle heftiger, stechender Schmerzen sind fast immer halbseitig und treten im Bereich des II. oder des III. Trigeminusastes am häufigsten auf. Manchmal ist das entsprechende Gebiet des Gesichts gerötet und die Konjunktiva hyperämisch. Von Zeit zu Zeit zucken die Muskeln des schmerzhaften Gebietes ticartig (»Tic douloureux«). Reize, vor allem Berührung und Kälte, an einer umschriebenen Stelle des Neuralgiegebietes, der sog. *Triggerzone*, lösen den Anfall aus. Der Korneareflex der schmerzhaften Seite kann herabgesetzt und der Austrittspunkt des betreffenden Nerven druckempfindlich sein. Die Erkrankung kommt bei Frauen häufiger als bei Männern und meistens um das 40. bis 50. Lebensjahr vor. In vielen Fällen wiederholen sich die Anfälle über Wochen, sogar über Monate hindurch; dann folgt eine längere beschwerdefreie Zeit.

Symptomatische Trigeminusneuralgien

Ununterbrochene Trigeminusschmerzen sind in der Mehrzahl der Fälle Folgen organischer Vorgänge. Ähnliche Schmerzen wie bei der Trigeminusneuralgie werden gesehen bei *entzündlichen Vorgängen* der Nebenhöhlen, der Maxilla und der Mandibula bzw. der Zähne, des Ohres, des Pharynx und der Tonsillen.

Die Feststellung der Zusammenhänge ist schwer, wenn die allgemeinen Zeichen entzündlicher Vorgänge (erhöhte Senkungsgeschwindigkeit, Veränderungen im Blutbild) fehlen.

Eine *posttraumatische Trigeminusneuralgie* entsteht nach Frakturen des Ober- und Unterkiefers, seltener des Stirnbeins. Die Schmerzen treten entweder gleich nach der Verletzung oder erst später auf. Sie können längere Zeit hindurch bestehen. Ähnliche neuralgische Schmerzen können chirurgischen Eingriffen an den Nebenhöhlen folgen.

Der neuralgische Schmerz kann bei entzündlichen Prozessen, Geschwülsten und Aneurysmen in der mittleren Schädelgrube mit einer Lähmung von Augenmuskeln gekoppelt sein.

Neuralgische Schmerzen gehen mitunter bereits einige Tage der Eruption eines *Herpes zoster ophthalmicus* voraus. Sie können Wochen, sogar Monate hindurch bestehen.

Nicht ganz selten ist eine Trigeminusneuralgie Begleiterscheinung der multiplen Sklerose. Sie kommt auch bei der Tabes dorsalis vor, und zwar mitunter in lanzinierender Form. Wenn die Ursache der symptomatischen Trigeminus-Neuralgie eine luische oder tuberkulöse Hirnhautentzündung ist, dann erbringen die Anamnese und vor allem der Liquorbefund die diagnostische Klärung.

Toxische Trigeminusschmerzen. Andauernde Schmerzen im Trigeminusgebiet kommen bei der Trichloräthylenvergiftung, aber auch bei anderen Vergiftungen, wie mit Arsen, Jod, Quecksilber und Blei, vor.

Neuralgie des Nervus facialis (intermedius)

Hunt hat diese Art von Neuralgie beim Herpes zoster des Ganglion geniculi n. facialis beschrieben. Der Schmerz betrifft das Trommelfell, den äußeren Gehörgang, Tragus und Antitragus, einen Teil der Ohrmuschel und den Processus mastoideus.

Neuralgie des Nervus glossopharyngeus

Sie ist selten. Die Schmerzanfälle sind ähnlich wie bei der Trigeminusneuralgie und kommen nicht nur isoliert, sondern auch vergesellschaftet mit gleichen Schmerzen im Trigeminusgebiet vor. Der Schmerz entsteht in der Zungenwurzel und strahlt in das Innenohr oder in den äußeren Gehörgang aus. Die Anfälle dauern gewöhnlich nur einige Sekunden; Schluckbewegungen, Berührung durch die Nahrung, selbst Speichelabfluß im Pharynx lösen sie aus. Deshalb kommt der Patient oft nur zum Schlaf, wenn er sich auf die nicht schmerzhafte Seite legt.

Symptomatische Neuralgien des Glossopharyngeus begleiten auch chronische Entzündungen und Geschwülste der Tonsillen, der Ohren, des Epipharynx sowie manche intrakranialen Vorgänge (Arachnitis, Tumor).

Neuralgie des Nervus vagus

Entsprechend dem Versorgungsgebiet des N. vagus wird der anfallsweise auftretende Schmerz auf die Schleimhaut der Epiglottis, auf den dorsalen Teil des Kehlkopfes und auf die Stimmritze lokalisiert.

Neuralgie des Ganglion sphenopalatinum

Sie wurde von Sluder (1908) beschrieben. Es erkranken vorwiegend Frauen mittleren Alters bzw. in der Menopause. Der Schmerz beginnt in der Augenhöhle, im Kiefer und im Ohr; er strahlt dann in das Okzipitalgebiet, den Nacken und die Schultern aus. Nicht selten bestehen zugleich Schwindelgefühl und Ohrensausen.

Aurikulotemporales Syndrom

Es kommt bei Erkrankungen der Ohrspeicheldrüse vor. Im Versorgungsgebiet des N. auriculotemporalis treten plötzlich Wärmegefühl und brennende Schmerzen auf, nicht selten von Tränenfluß und profuser Schweißbildung begleitet.

Periostitis orbitalis

Das von RUSSEL BRAIN beschriebene Krankheitsbild beginnt ähnlich wie die ophthalmoplegische Migräne, besteht jedoch nicht anhaltend. Der Schmerz breitet sich vom Gebiet des N. ophthalmicus halbseitig auf die Orbita und Stirn aus und ist mit Hyp- oder Hyperalgesie gepaart. Okulomotorius- und Abduzensparese treten hinzu. Differentialdiagnostisch ist vor allem an eine *Thrombose des Sinus cavernosus* zu denken. Ferner kommen basale Aneurysmen (in erster Linie der A. communicans post.) und Entzündung oder Tumor des Felsenbeins in Betracht.

Glossodynie

Glossodynie ist die Bezeichnung für chronisches Zungenbrennen, das am häufigsten bei B_2-Avitaminose, Pellagra und Anämie vorkommt. Sie kann sich einer längeren antibiotischen Behandlung (Chloramphenicol, Aureomycin, Tetracyclin) anschließen, da diese Medikamente Diarrhoen hervorrufen, die wiederum die Resorption der B-Vitamine verhindern. Bei brennendem Schmerz ist die Zunge atrophisch, rot und glänzend. Gleiche Beschwerden und Brennen der Lippen bestehen auch bei perniziöser Anämie, Diabetes, während der äußerst seltenen Zungenkrisen der Tabes und bei manchen chronischen entzündlichen Krankheiten.

Neuralgien bzw. neuralgiforme Schmerzen im Gebiet einzelner Kopfnerven und »myalgische« Kopfschmerzen

Auch als atypische oder sympathische Neuralgien bezeichnet man nicht eindeutig lokalisierte Schmerzen, die halb- oder beiderseits von der Schläfen- oder Stirngegend ausgehen und in den Hinterkopf, den Nacken und die Schulter ausstrahlen. Nicht selten werden sie von Haut- und Konjunktivarötung, Tränenfluß und Anisokorie begleitet.

Mehr oder weniger lang andauernde, meist halb-, nur manchmal doppelseitige Schmerzen treten häufig im Gebiet des N. supraorbitalis und N. occipitalis major, seltener im Gebiet des N. infraorbitalis und N. occipitalis minor auf. Die Austrittspunkte der Nerven sind druckempfindlich. Mitunter sind gleichzeitig mehrere Nerven betroffen, oder der Schmerz wandert von einem Nerv zum anderen.

Pathogenetisch sind diese Krankheitsbilder nicht einheitlich. In vielen Fällen müssen wir die Ursache in Erkrankungen der Halswirbelsäule suchen, die wir als nächste besprechen. Bei den Neuralgien der Nn. supra- und infraorbitalis können Nebenhöhlenerkrankungen, Traumafolgen oder anderweitige organische Leiden von kausaler Bedeutung sein.

Kopf- und Gesichtsschmerzen bei Halswirbelerkrankungen

Die Krankheiten der Halswirbelsäule – Diskopathie bzw. Spondylose (Osteochondrose), Spondylarthrose, Osteoporose – gehen, abgesehen von den lokalen Schmerzen, oft mit chronischen Kopf- und Gesichtsschmerzen einher. Hierher gehört die »zervikale Migräne« (Bertschi und Rochaix) bzw. das »syndrome sympathique cervical postérieur« (Barré und Lieou).

Der Schmerz beginnt meist nachts oder am Morgen, gelegentlich nach einer Kopfwendung oder nachdem der Kopf längere Zeit rückwärts gebeugt war. Er ist von wechselvoller Art, geht gewöhnlich vom Nacken aus und strahlt in verschiedene Gebiete des Hirnschädels, in den hinteren und vorderen Halsbereich, seltener in das Gesicht aus. Mitunter wird er von Parästhesien und Hyperästhesien der Kopfhaut und zervikalen Dermatomen (Übergreifen auf Schultern, Arme und eventuell auf Finger) begleitet. Oft kommen Ohrensausen und Schwindelgefühl hinzu, hin und wieder pseudoanginöse Schmerzen. Vegetative Begleitsymptome können Gesichtsrötung und Tränenfluß sein. Zuweilen sind größere Arterien (A. carotis externa, A. temporalis) druckempfindlich.

Es kann Nackenstarre bestehen und bei Bewegungen des Halses Krepitation.

Der Pathomechanismus ist in Kreislaufstörungen der A. vertebralis bzw. der venösen Plexus, die durch Wirbelveränderungen bedingt sind, zu suchen.

Häufig werden anamnestisch Traumen mit plötzlicher Beugung oder Hyperextension der Halswirbelsäule angegeben. Sie können auch ohne Fraktur, Luxation oder Subluxation zu Nackenschmerzen führen, manchmal erst nach Monaten oder Jahren.

Kopfschmerzen infolge chronischer Gefäßerkrankungen

Hypertonische und arteriosklerotische Kopfschmerzen

Unter diesem Titel erörtern wir die Kopfschmerzen von jungen Individuen, die an maligner Hypertonie leiden, sowie die hypertonischen und arteriosklerotischen Kopfschmerzen des fortgeschrittenen Alters.

Bei der sog. *essentiellen Hypertonie* finden sich Schmerzen in Form dumpfen – kappenartigen – Druckgefühls, mitunter eines Gefühls von Pulsieren oder Spannung im ganzen Kopf, oder halbseitigen migräneähnlichen Schmerzes.

Der Schmerz tritt gewöhnlich in den Morgenstunden auf. Dies dürfte darauf zurückzuführen sein, daß der im Schlaf gesunkene Blutdruck beim Erwachen steigt und vorübergehend einen Wert erreichen kann, der höher ist als jener, auf den der Kranke im Wachzustand eingestellt war.

Bei der hypertonischen Enzephalopathie kommen auch Schmerzen vor, die anfallsweise auftreten, besonders heftig sind und oft von Erbrechen und Schwindel begleitet werden. Nicht selten bestehen dabei fokale Symptome. Wahrscheinlich sind in der Entstehung von Nacken-Hinterhauptschmerzen auch Faktoren mit im Spiele, die wir beim zervikalen Syndrom erwähnt haben.

Die *Hirnembolie* und *-thrombose* bewirken selten Kopfschmerzen. Bei der Embolie treten sie, ebenso wie die Fokalsymptome, plötzlich auf. Bei der Thrombose entwickeln sich die neurologischen Symptome allmählich, und der Schmerz zieht sich über längere Zeit hin.

Die zerebrale Sklerose ist eine Teilerscheinung der allgemeinen *Arteriosklerose*. Kopfschmerzen treten bereits im Anfangsstadium, in der Phase des sog. pseudoneurasthenischen Syndroms (s. Kapitel XII) auf, in dem schwere objektive Symptome noch nicht nachweisbar sind.

Kopfschmerzen bei entzündlichen und allergischen Arterienkrankheiten

Heftige Kopfschmerzen können sowohl die Systemkrankheiten der Gefäße als auch andere, noch ungenau definierte allergisch-vaskuläre Krankheiten verursachen.

Bei der zerebralen Form der *Buergerschen Krankheit* (s. S. 149) kann migräneartiger oder ständiger Kopfschmerz die erste Beschwerde sein.

Bei der *Periarteriitis nodosa* (s. S. 125) treten Kopfschmerzen gewöhnlich im fortgeschrittenen Stadium auf, in dem bereits Hypertonie und Niereninsuffizienz bestehen.

Luische Vasopathien (Endarteriitis) verursachen nicht selten – vorwiegend nächtliche – Kopfschmerzen und Fokalsymptome.

Arteriitis temporalis (Horton)

Sie erhielt diesen Namen, weil am häufigsten die A. temporalis erkrankt ist; jedoch können auch andere Äste der A. carotis externa befallen sein. In etwa der Hälfte der Fälle ist die A. centralis retinae in Mitleidenschaft gezogen. Dadurch entsteht plötzlich oder allmählich eine Sehverschlechterung. Die Krankheit kommt bei Männern und Frauen ungefähr in gleicher Anzahl vor, am häufigsten um das 50. Lebensjahr. Heftige Schmerzen treten erst auf der einen, dann auf der anderen Seite in der Umgebung der A. temporalis mit akuten Exazerbationen auf. Während der Anfälle steigert sich der Schmerz; auf dem Höhepunkt wird die A. temporalis hart, geschlängelt und vorspringend. Das charakteristische Bild läßt kaum diagnostische Zweifel zu. In vielen Fällen führt die Abnahme der Sehschärfe den Kranken zuerst zum Augenarzt.

Intrakraniale Aneurysmen

Sackförmige und arteriovenöse Aneurysmen der Hirngefäße können Jahre hindurch Kopfschmerzen hervorrufen, bevor die Gefäßanomalie erkannt wird.

Der Schmerz kann hemikranieartig sein und besteht meist auf der Seite des Aneurysmas. Isolierte neuralgische Schmerzen kommen im Gebiet des I. Trigeminusastes vor. Das Aneurysma selbst, aber auch Blutergüsse können durch Druck auf den N. oculomotorius oder N. abducens eine vorübergehende oder bleibende Parese von Augenmuskeln erzeugen. Eine »ophthalmoplegische Migräne« kann mithin symptomatisch durch ein Aneurysma der A. communicans posterior oder des infraklinoidalen Abschnitts der A. carotis interna bedingt sein.

Die Ruptur des Aneurysmas hat meist keine migräneartigen Kopfschmerzen zur Folge. Arteriovenöse Aneurysmen rufen mehr chronische als migräneartige Kopfschmerzen hervor.

Subarachnoidale Blutung

Subarachnoidale Blutung ist meistens das Zeichen der Ruptur eines Aneurysmas bzw. einer sonstigen intrakranialen Gefäßmißbildung. Charakteristisch ist das plötzliche Auftreten überaus heftigen Nackenschmerzes und meningealer Reizsymptome. Oft folgt dem Kopfschmerz Bewußtseinsstörung bzw. -verlust. Fokalsymptome sind – abgesehen von den Augenmuskelparesen – selten. In einem Teil der Fälle ist der Blutdruck erhöht. Gesichert wird die Diagnose durch Lumbalpunktion (blutig lackartiger, nicht gerinnender, einige Tage nach der Blutung xanthochromer Liquor).

Posttraumatische Kopfschmerzen

Oft bestehen nach einfachen Schädeltraumen lange Zeit hindurch Kopfschmerzen, und zwar unabhängig davon, ob eine Gehirnverletzung erfolgte. Eine stärkere *subarachnoidale Blutung* bei Contusio cerebri ruft ebenso wie die Aneurysmablutung starke Kopfschmerzen mit Genickstarre und meningealen Zeichen hervor.

Diagnostische Schwierigkeiten ergeben sich, wenn die Schmerzen erst Wochen oder Monate nach dem Trauma auftreten und chronisch werden. Bei solchen, zuweilen Jahre hindurch währenden Beschwerden muß man auch an andere, vom Trauma unabhängige Ursachen und nicht zuletzt an eine Neurose denken.

Die postkommotionalen Beschwerden erinnern an den vasomotorischen Kopfschmerz. Der Schmerz ist beinahe ununterbrochen und breitet sich diffus im ganzen Kopf aus, das Punctum maximum ist in der Stirngegend lokalisiert. Posttraumatische Migräneanfälle sind selten, am häufigsten bei Kindern.

Narbenneuralgien

Narben können neuralgische Kopf- und Gesichtsschmerzen hervorrufen. Vorwiegend haben sie eine supraorbitale oder subokzipitale, seltener aurikulotemporale Lokalisation. Narben an den Weichteilen des Schädels können auf reflektorischem Wege zu diffusen Kopfschmerzen führen.

Subdurale Hämatome

Für die Diagnose der *akuten subduralen Blutung* (s. S. 49) hat der Kopfschmerz keine wesentliche Bedeutung, da die rasch eintretende Bewußtseinstrübung sowie die Fokalsymptome bald den Verdacht auf den raumfordernden Vorgang in der Schädelhöhle erwecken.

Beim *subakuten Hämatom* ist der Kopfschmerz oft ein Warnzeichen, auf das eine Verschlechterung mit Bewußtseinstrübung und Herdsymptomen folgt.

Beim *chronischen Hämatom*, dieser häufigsten Art der posttraumatischen intrakranialen Blutung, ist der Kopfschmerz oft über lange Zeit die einzige Manifestation. Er ist intermittierend oder anhaltend und folgt dem Trauma meist nach einem freien Intervall. Das Trauma kann ganz leicht gewesen sein, so daß insbesondere Kinder und ältere Individuen dabei nicht einmal das Bewußtsein zu verlieren brauchten; ja, sie können sich oft erst nach gezielter Befragung an den Unfall erinnern. Wenn sich den posttraumatischen Kopfschmerzen Pupillenstörungen, Lähmungen, epileptische Krämpfe, Sehstörungen, Stauungspapille und Bewußtseinstrübung anschließen, muß man die Möglichkeit des subduralen Hämatoms erwägen.

Zur Diagnosestellung sind die EEG-Untersuchung und die Echoenzephalographie häufig von Nutzen. Am verläßlichsten ist die Karotisangiographie, sie ist wesentlich aussagekräftiger als die Pneumenzephalographie.

Epidurales Hämatom

Die Symptome entwickeln sich immer akut, oft nach einem freien Intervall (s. S. 48 und 49). Dann verschlechtert sich der Bewußtseinszustand schnell, und es entstehen die neurologischen Herdsymptome rasch, so daß nun dem Kopfschmerz kaum noch eine diagnostische Bedeutung zukommt.

Traumatische Arachnitis

Das verhältnismäßig seltene Krankheitsbild kommt nach traumatischen subarachnoidalen Blutungen zustande und verursacht chronische Kopfschmerzen. Bei Lokalisation in der hinteren Schädelgrube wird über Wurzelschmerzen im Nacken geklagt.

Toxische Kopfschmerzen

Industrielle und Genußmittelvergiftungen

Akute Vergiftungen verursachen meistens Kopfschmerzen. Nicht immer stehen sie aber im Vordergrund des Beschwerdebildes. Sie treten insbesondere bei Kohlenmonoxyd-, Benzol-, Nitrobenzol-, Nitrat-, Toluol- und Schwefeldioxydvergiftungen auf.

Unter den *chronischen* gewerblichen *Vergiftungen* wird vor allem bei der Blei- und der Benzolvergiftung über Kopfschmerzen geklagt.

Intoxikationen mit Genußmitteln können ebenfalls mit Kopfschmerzen einhergehen. Akuter oder chronischer Nikotinmißbrauch ruft migräneartige oder chronische Kopfschmerzen hervor. Koffeinabusus verursacht mitunter dauerhafte Kopfschmerzen.

Intoxikationen mit Medikamenten

Längere Zeit hindurch in größeren Mengen eingenommene Arzneimittel führen nicht selten zu Kopfschmerzen.

Bei *Bromabusus* folgen auf Schläfrigkeit und Kopfschmerzen schwere Symptome, wie Verwirrtheit, Halluzinationen, Tremor und Ataxie.

Die letzten Jahre lenkten die Aufmerksamkeit auf die immer häufiger zu beobachtende chronische *Phenazetinvergiftung*, deren Opfer meistens Patienten mit Kopfschmerzen sind. Die phenazetinhaltigen schmerzstillenden Mittel werden immer mehr und in höherer Dosierung genommen. Anlaß dazu ist oft nur ein zeitweilig bestehender Kopfschmerz. Das Mittel wird zunächst zur Linderung, später aber schon zur Prävention der gefürchteten Schmerzen gebraucht. Schließlich verursacht die Phenazetinüberdosierung selbst Kopfschmerzen, und, da der Kranke die Dosen noch steigert, ist ein Circulus vitiosus die Folge.

Durch Phenazetinabusus bedingte Kopfschmerzen können migräneartig, aber auch dauerhaft sein. Den Kopfschmerzen folgen andere Symptome, wie Zunahme des inaktiven Hämoglobins, Methämoglobinämie mit »grauer Zyanose«, eventuell hyperchrome oder aplastische Anämie, Agranulozytose und Panmyelophthise.

Migränekranke verfallen mitunter dem Mißbrauch von ergotaminhaltigen Mitteln.

Kopfschmerzen bei Erkrankungen der Nebenhöhlen, des Pharynx, der Ohren und der Zähne

Entzündliche Vorgänge der Nebenhöhlen sind häufige Ursachen akuter und chronischer Kopf- und Gesichtsschmerzen.

Sinusitis

Die *Stirnhöhlenentzündung* (*-Ödem*) führt meist zu Schmerzen in der Stirn und den Augenhöhlen. In akuten Fällen sind das obere Augenlid und die Stirngegend ödematös verändert. Die Stirn, der obere Orbitalrand und die Austrittsstelle des N. supraorbitalis sind druck- und klopfempfindlich; eine Photophobie ist häufig.

Ähnlich sind die Symptome der *Ethmoiditis*. Infolge der Nähe des Canalis opticus wird sie oft von einer Neuritis retrobulbaris begleitet.

Seltener ist die *Sinusitis sphenoidalis*. Der Schmerz wird in das Innere der Augenhöhlen projiziert. Erst Röntgenaufnahmen oder gar erst der chirurgische Eingriff führen zur Diagnose.

Infolge der *Sinusitis maxillaris* entsteht ein dauerhafter, druckartiger Schmerz in der Jochbeingegend und am unteren Orbitalrand, der nicht selten in die oberen Backenzähne ausstrahlt und an die Infraorbitalis-Neuralgie erinnert. Diagnostisches Zeichen ist die Klopfempfindlichkeit der Maxilla.

Entzündliche Zahnerkrankungen

Odontogene Schmerzen finden sich meist lokal in den entsprechenden Kiefergebieten; nur selten strahlen sie in die Stirn oder die Schläfe aus. Schmerzen, die durch Weisheitszähne bedingt sind, können in den Rachen und die Ohren ausstrahlen.

Erkrankungen und anatomische Anomalien der Nase

Ozaena, Rhinitis hypertrophicans und luische Erkrankungen der Nase können Kopfschmerzen herbeiführen.

Septumdeviation sowie Entzündung der mittleren Nasenmuschel verursachen gelegentlich infolge Reizung des N. nasociliaris Schmerzen, die in die Stirn, eventuell in den Nacken ausstrahlen.

Chronische Tonsillitis

Nicht selten ruft sie Schmerzen im Hinterhaupt oder diffuse Kopfschmerzen hervor. Insbesondere bei Individuen im fortgeschritteneren Alter ist man geneigt, die Schmerzen auf eine Spondylose zurückzuführen; erst ihr Verschwinden nach Tonsillektomie klärt dann den Zusammenhang mit der Mandelerkrankung. Chronischen Krankheiten der Tonsillen kann sich, wie auf S. 59 erwähnt, eine symptomatische Neuralgie des N. glossopharyngeus anschließen.

Ohrenkrankheiten

Bei Mittelohrentzündung, Mastoiditis oder Entzündung des äußeren Gehörganges kann der Schmerz in den Hals ausstrahlen. Bei chronischen Halsschmerzen, insbesondere wenn früher ein chirurgischer Eingriff am Ohr vorgenommen wurde, muß man die Möglichkeit einer Sinus-Thrombose und eines epi- oder subduralen bzw. intrazerebralen Abszesses erwägen.

Die sog. Huntsche Neuralgie beim Herpes zoster oticus haben wir auf S. 59 erwähnt. Ohrenschmerzen verursachen mitunter Vorgänge an den sensiblen Hirnnerven, die an der Versorgung des Ohres beteiligt sind (Nn. V, VII, IX und X), auch wenn sie in ihrem entfernteren Innervationsgebiet liegen, z. B. in der Gegend des Karotissiphons, der Tonsillen oder der Zähne.

Die *Arthropathia mandibularis* kann von Glossodynie und Schmerzen, die in Ohren, Augen, Nase und Hinterhaupt ausstrahlen (Costensches Syndrom), begleitet werden. Die Diagnose stützt sich auf die Schmerzhaftigkeit der Kieferbewegungen, die Druckempfindlichkeit des Mandibulargelenkes und unter Umständen auf einen Trismus.

Kopfschmerzen beim Husten

Das von SYMONDS beschriebene Syndrom besteht in diffusen Kopfschmerzen, die bei Niesen, Husten, Stuhlgang und Vornüberneigen auftreten. Die Genese ist nicht einheitlich. Dieser Symptomenkomplex kommt bei basaler Impression, Tumoren der hinteren Schädelgrube, z. B. Akustikusneurinomen und zystischen Geschwülsten des Hirnstammes, ja sogar bei Diskopathie der Halswirbel sowie bei spinalen Tumoren in Höhe des Halsmarkes vor. Bei diesen zervikalen Prozessen strahlen die Schmerzen in die Arme und Schultern aus.

Ophthalmogene Kopfschmerzen

Erkrankungen bzw. Funktionsstörungen der Augen verursachen Schmerzen, die in die Umgebung der Augen oder in andere Gebiete des Kopfes ausstrahlen. Visusstörung und Übermüdung der Augen können an sich schon Kopfschmerzen hervorrufen, ebenso entzündliche Vorgänge an der Bindehaut, Hornhaut und Iris. Keratitiden lösen mitunter eine symptomatische Neuralgie des I. Trigeminusastes aus, die von Lichtscheu und Lidkrampf begleitet wird. Entzündungen der Iris und des Corpus ciliare verursachen nicht selten ebenfalls diffuse oder in das Augeninnere ausstrahlende Schmerzen.

Glaukom

Glaukomanfälle und chronisches Glaukom gehen mit Kopfschmerzen einher. Der Augenschmerz kann in das Trigeminusgebiet ausstrahlen oder hemikranieartig sein. Differentialdiagnostisch ist die Untersuchung der Augentension und des Fundus von entscheidender Bedeutung.

Lichtbrechungsanomalien, Astigmatismus

Hypermetropie kann bei älteren Individuen dumpfe Kopfschmerzen oder Spannungsgefühl in der Stirn hervorrufen. Die Ermüdbarkeit des Akkommodationsapparates geht in vielen Fällen bereits aus der Anamnese hervor, da die Schmerzen stets nach längerer Beanspruchung der Augen auftreten, niemals am Morgen oder an Ruhetagen. – *Myopie* verursacht ebenfalls Kopfschmerzen.

Heterophorie (manifester oder latenter Strabismus) kann Ursache von Kopfschmerzen sein, da auch die Kompensierung der Muskelschwäche ermüdend wirkt.

Kopfschmerzen bei Geschwülsten und entzündlichen Vorgängen in der Schädelhöhle

Kopfschmerzen werden nicht nur durch Tumoren, sondern auch durch andere raumfordernde und entzündliche Prozesse in der Schädelhöhle (Blutung, Abszeß, Meningitiden, Sinus-Thrombophlebitis usw.) hervorgerufen.

Nicht selten ist der Kopfschmerz die erste und einzige Manifestation der gutartigen Meningitiden; allerdings ist differentialdiagnostisch eine Abgrenzung gegenüber der tuberkulösen und anderen granulomatösen Meningitiden (z. B. der meningoenzephalitischen Form der Boeckschen Sarkoidose) notwendig.

Etwa 50 bis 90% sämtlicher Hirntumorkranken klagen über Kopfschmerzen. Große Schwankungen ergeben sich aus altersgemäßen Zusammenhängen. Über 90% der 20- bis 50jährigen Patienten leiden darunter, dagegen nur etwa 50% der älteren Kranken. Am häufigsten kommt Kopfschmerz bei Tumoren der hinteren Schädelgrube vor, seltener bei supratentorialen Geschwülsten. Bei gutartigen Tumoren, z. B. Meningeomen, gehen sie manchmal viele Jahre den fokalen Symptomen voraus. Bei schnell wachsenden Geschwülsten folgen die Herdzeichen den Kopfschmerzen innerhalb eines kurzen Zeitraumes.

Im übrigen hat der Kopfschmerz keine Charakteristika, die entweder auf den Typ oder auf den Sitz des raumfordernden Gebildes hinweisen; nicht einmal für die Seitenlokalisation ist er ganz zuverlässig. Bei subtentorialen Geschwülsten ist zwar häufig das Hinterhaupt Sitz des Schmerzes, manchmal tritt er jedoch auch frontal auf. Bei raumfordernden Prozessen in der hinteren Schädelgrube besteht nicht selten auch Genickstarre, insbesondere bei Kindern und Jugendlichen. Bei intrasellären Tumoren lokalisiert der Kranke die Schmerzen in die Stirn, um die Augen und in beide Schläfen. Beim Kraniopharyngeom strahlen sie in frontaler und okzipitaler Richtung aus.

Der Schmerz ist bei manchen Kranken ständig vorhanden, bei anderen tritt er dagegen anfallsweise auf.

Über vorwiegend frontale Kopfschmerzen wird bei der *Hyperostose der Schädelknochen* (*Morgagni-Morelsches* Syndrom, s. S. 38) geklagt.

Nach Wolff verursacht den Kopfschmerz nicht der gesteigerte Liquordruck an sich, sondern die infolge des Grundvorganges entstehende Störung des Liquorabflusses. Bezüglich der Kopfschmerzen, die durch plötzlichen Verschluß der Liquorwege bedingt sind und von der Kopfhaltung abhängen, verweisen wir auf S. 79.

Kopfschmerzen infolge niedrigen Liquordrucks

Die Verminderung des Liquordrucks, sei sie spontan oder posttraumatisch, ist eine beachtenswerte Ursache von Kopfschmerzen. Die Schmerzen steigern sich, wenn sich der Kranke aufrichtet.

Psychogener Kopfschmerz

Bei vielen Patienten, die über Kopfschmerzen klagen, sind psychische Symptome zu beobachten, bei manchen anderen läßt sich eine neurotische, psychopathische Grundlage feststellen. Tonussteigerung der Muskulatur bei Angst, Beklemmung, innerer Spannung, im allgemeinen bei Emotionen haben in der Entstehung des sog. »tension headache« Bedeutung.

Bevor wir aber einen Kopfschmerz als psychogen bedingt auffassen, müssen wir erst den Kranken sorgfältig untersuchen, um Krankheiten mit symptomatischen Kopfschmerzen auszuschließen.

Kopfschmerzen bei Erkrankungen der Blutbildungsorgane

Die verschiedensten *Anämien* rufen häufig Kopfschmerzen hervor, die weniger vom Grad der Blutarmut, als von ihrem Entwicklungstempo abhängen. Eine allmählich entstandene Anämie braucht nicht Kopfschmerzen zu verursachen, dagegen tritt nach plötzlichem Blutverlust starker, quälender Kopfschmerz von Druckcharakter auf. Seine Ursache ist die Hypoxie, die von einer Dilatation der Hirngefäße begleitet wird.

Die *Polyzythämie* löst gewöhnlich pulsierende, den hypertonischen ähnliche, ab und zu migräneartige Kopfschmerzen aus, die auf Gefäßerweiterung, häufig auf thrombotischen Gefäßverschluß und Hypoxie zurückzuführen sind.

Metabolische Kopfschmerzen

Allgemein bekannt sind die Kopfschmerzen der Diabetiker, auch diabetische Neuralgien kommen vor. Zunehmende, mit schmerzstillenden Mitteln nicht zu beeinflussende Kopfschmerzen sieht man im präkomatösen Zustand.

Hypoglykämie ruft nicht selten Kopfschmerzen hervor; meist werden sie von den sonstigen charakteristischen Symptomen (s. S. 117 und 187) begleitet. Häufig kommt dabei eine orthostatische Hypotonie vor, wie bei Erkrankungen des hypophysär-hypothalamischen Systems, z. B. beim *Sheehan-Syndrom* (postpartalem Panhypopituitarismus), bei der *Simmondsschen Krankheit* (hypophysärer Kachexie) und bei der vegetativen Dystonie.

Bei *Erkrankungen des Magens* – sowohl bei akuter Gastritis als auch bei chronischen Magenleiden, bei Erkrankungen der Leber und der Gallenwege sind Kopfschmerzen häufig. Bei chronischen

Magen- und Darmkrankheiten sind sie oft andauernd, diffus und dumpf.

Bei *Obstipation* sind Kopfschmerzen eine häufige Beschwerde; man führt sie auf Autointoxikation zurück.

Nierenkrankheiten gehen mit dumpfem, ständigem und mitunter pulsierendem Schmerz in der Stirn, den Schläfen oder in der Scheitelgegend einher, der dem der essentiellen Hypertoniker gleicht. Starke und dumpfe Schmerzen kündigen nicht selten den Beginn der Urämie an.

Schwindel

Der Besprechung der Kopfschmerzen muß man die des Schwindelgefühls anschließen, da beide Beschwerden sehr oft gemeinsam auftreten. Viele Patienten verstehen allerdings unter Schwindelgefühl Unsicherheit, u. U. kombiniert mit Beklemmungszuständen oder Agoraphobie.

Zwei Formen des Schwindels sind zu unterscheiden: 1. die sog. systematische Vertigo und 2. das vertigoähnliche Gefühl. Der systematische Schwindel manifestiert sich immer als Drehschwindel: der Kranke hat die Empfindung, seine Umgebung drehe sich oder er selbst drehe sich um seine Achse in einer bestimmten Richtung. Die vertigoähnliche Form besteht im *subjektiven Gefühl* der Unsicherheit.

Der *systematische Schwindel* ist Zeichen einer Schädigung des vestibulären Systems. Deswegen begegnen wir ihm bei Geschwülsten des N. acusticus und des Kleinhirns. Durch die Steigerung des Schädelinnendruckes können raumfordernde Gebilde jeglicher Lokalisation Drehschwindel hervorrufen. Die postkommotionale Vertigo wird durch ein Gehirnödem bedingt und läßt in ihrer Intensität deshalb bald nach. Posttraumatische, postpunktionale und »spontane« Hypoliquorrhoe führt gleichfalls zu Schwindel. Echtem Schwindel begegnet man bei zerebralen Kreislaufstörungen (Hypertonie, Hypotonie, Arteriosklerose usw.), insbesondere im Rahmen des Wallenbergschen Syndroms. Halswirbelspondylose bzw. -spondylarthrose verursacht Drehschwindel durch Kreislaufstörung der A. vertebralis. Systematischer Schwindel kann auch als Aura eines Migräne- oder epileptischen Anfalls auftreten. Nikotin- oder Alkoholmißbrauch, Enzephalitis sowie multiple Sklerose können ebenfalls Vertigo hervorrufen. Ein Schwindelanfall, der begleitet wird von Erbrechen und Nystagmus, ist charakteristisch für das Menièresche Syndrom. Glaukomanfälle verursachen mitunter paroxysmalen Schwindel. Augenmuskelparesen, Störungen der Lage- und Bewegungsempfindung können echten Schwindel hervorrufen, ebenso entzündliche Ohrenerkrankungen mit Labyrinthitis.

Schwindelähnliche Zustände können Begleiterscheinung von fieberhaften Zuständen, Intoxikationen, Erkrankungen der Blutbildungsorgane, hormonalen Störungen, Wärmeschäden (Sonnenstich, Hitzschlag), Erkrankungen des Magen-Darmtraktes, Stoffwechselkrankheiten, neuroendokrinen Erkrankungen und Herzleiden sein.

Schrifttum

CHARCOT, P.: Migraine et blepharoptose. Gaz. hebd. Sci. méd. Bordeaux *49* (1889) (zit. nach FLATAU).

COSTEN, J. B.: J. Amer. med. Ass. *107*, 252 (1936).

DYNES, J. B.: Brit. med. J. *2*, 446 (1939).

FÉRÉ, C.: Rec. Méd. vét. (Paris) *17*, 954, (1897).

FLATAU, E.: Neurol. Psychiatr. *2*, (1912).

FRIEDMAN, A. P., und MERRITT, H. H.: Headache Diagnosis and Treatment. Davis, Philadelphia 1959.

HEYCK, H.: Der Kopfschmerz. Thieme, Stuttgart 1964.

HORTON, B. T.: J.-Lancet *72*, 92 (1952).

HORTON, B. T.: Bull. Tuffs-New Engl. med. Cent. 1/3 (1955).

HUNT, J. R.: Arch. Neurol. Psychiat. (Chic.) *37*, 253 (1937).

OLIVECRONA, H., und LANDENHEIM, J.: Congenital Arterio-venous Aneurysm of the Carotid and Vertebral Arterial Systems. Springer, Berlin 1957.

PETTE, H.: Dtsch. med. Wschr. *80*, 523 (1955).

RUSSEL BRAIN, W.: Diseases of the Nervous System. Oxford University Press, London 1933, p. 139.

SLUDER, G.: Nasal Neurology, Headaches and Eye Disorders. Mosby, St. Louis 1927.

SYMONDS, CH.: Brain *79*, 557 (1956).

WOLFF, H. G.: Headache and Other Head Pains. Oxford Press, New York 1948.

V. Nicht-tumoröse raumeinengende Vorgänge innerhalb der Schädelhöhle

von

Dezső Miskolczy

Das Syndrom Kopfschmerzen, Erbrechen und Abnahme des Sehvermögens weist darauf hin, daß der Inhalt der Schädelhöhle unter gesteigertem Druck steht; die Stauungspapille sichert dabei die Diagnose der Erhöhung des Hirn-, richtiger gesagt des Schädelinnendrucks.

NONNE hat bereits (1904) darauf hingewiesen, daß es Krankheitsbilder gibt, »die nach unseren bisherigen Erfahrungen und Kenntnissen zu der Diagnose ‚Hirntumor' berechtigen, bei denen der weitere Verlauf uns aber belehrt, daß die Diagnose doch nicht richtig war, und bei welchen eine retrospektive kritische Betrachtung uns nicht belehrt, warum unsere Diagnose verkehrt war. Ich meine dabei sowohl Fälle, die in Dauerheilung übergehen, als auch solche, die zur Sektion kommen und einen negativen Befund zeigen«. Solche Fälle, und nur solche, benannte NONNE Pseudotumor cerebri. Dieser Ausdruck wurde bald von vielen Autoren übernommen, ja allgemein zur Bezeichnung der raumfordernden intrakranialen Prozesse angewendet, die keine Geschwülste sind. KEHRER hat (1949) den Versuch gemacht, die Vorgänge, die mit Gehirnödem und erhöhtem intrakranialem Druck einhergehen, zu systematisieren. Er betonte, daß bei einer Reihe dieser Vorgänge die Pathogenese noch ungeklärt sei.

Als besonders verläßliches, fast als Maß dienendes klinisches Zeichen des gesteigerten intrakranialen Druckes gilt die Stauungspapille, obwohl sich auch Tumoren ziemlich lange ohne Stauungspapille entwickeln können. Dieses Zeichen ist nicht nur zusammen mit den neurologischen Symptomen von ausschlaggebender Bedeutung, sondern es ist auch ohne solche als *isolierte Stauungspapille* Hinweis auf den gesteigerten Schädelinnendruck.

Zur Druckerhöhung führen nicht nur Vermehrung des Hirngewebes, Gefäßprozesse oder meningeale Tumoren, sondern auch Störungen der Produktion, des Kreislaufs und der Resorption des

Liquor cerebrospinalis. Gerade der Liquor überträgt die Wirkung jeder Massenzunahme innerhalb des knöchernen Schädels den Scheiden der Hirn- und Rückenmarksnerven, einschließlich des Nervus opticus. Auf der den Liquordruck steigernden Wirkung des Hustens, Niesens und der Bauchpresse basiert der diagnostisch so bedeutsame Queckenstedtsche Versuch. Von diesem Gesichtspunkt aus muß man in Rechnung stellen, daß bereits bei einfachem Vornüberbeugen des Körpers die Druckänderung im Liquorraum eine vorübergehende, einseitige Stauungspapille hervorrufen kann (EHLERS 1958; GNÜTTER 1958).

Bekanntlich wird der Sehnerv in seiner ganzen Länge von den Meningealscheiden umhüllt; der Liquorraum setzt sich bis zur Lamina cribrosa sclerae fort. Infolgedessen kann jegliche Druckveränderung in der Schädelhöhle am Nervus opticus und an der Papille zur Geltung kommen. Die freie Bahn im Liquorraum zeigt sich auch darin, daß bei subarachnoidaler Blutung in die Optikusscheiden Blut gelangen kann.

Noch ein wichtiger Umstand ist zu berücksichtigen. Die Bedeutung der Pacchionischen Granulationen in der Resorption des in den Ventrikeln entstandenen und in den subarachnoidalen Spalten und Zisternen weiterströmenden Liquors wurde früher überschätzt. Ein beträchtlicher Teil des Liquors fließt in die Bindegewebsspalten der Meningealtrichter der Hirn- und Rückenmarksnerven und gelangt offenbar durch Vermittlung der Lymphbahnen in das venöse System (Abb. 8).

In Anbetracht dieser Umstände ist es verständlich, daß eine Stauungspapille auch bei kaudalen Rückenmarkstumoren oder bei Syringomyelie entstehen kann, wovon auch eigene Beobachtungen zeugen. Die Ausschaltung der spinalen ableitenden Wege erschwert den Liquorabfluß und führt zu einer Drucksteigerung innerhalb der Schädelhöhle. Auf diese Weise wird ebenfalls verständlich, wenn bei der Poliomyelitis anterior acuta eine Stauungspapille besteht; für ihre Entwicklung kann allerdings auch der entzündliche Prozeß mitverantwortlich sein.

Es wäre jedoch nicht richtig, wollten wir für die Entstehung der Stauungspapille einzig und allein die Drucksteigerung des Liquors verantwortlich machen. Es gibt nämlich auch Krankheitsbilder, bei denen die Stauungspapille mit den für die Raumforderung charakteristischen Symptomen wie Erbrechen, Nackensteifigkeit, Atem-

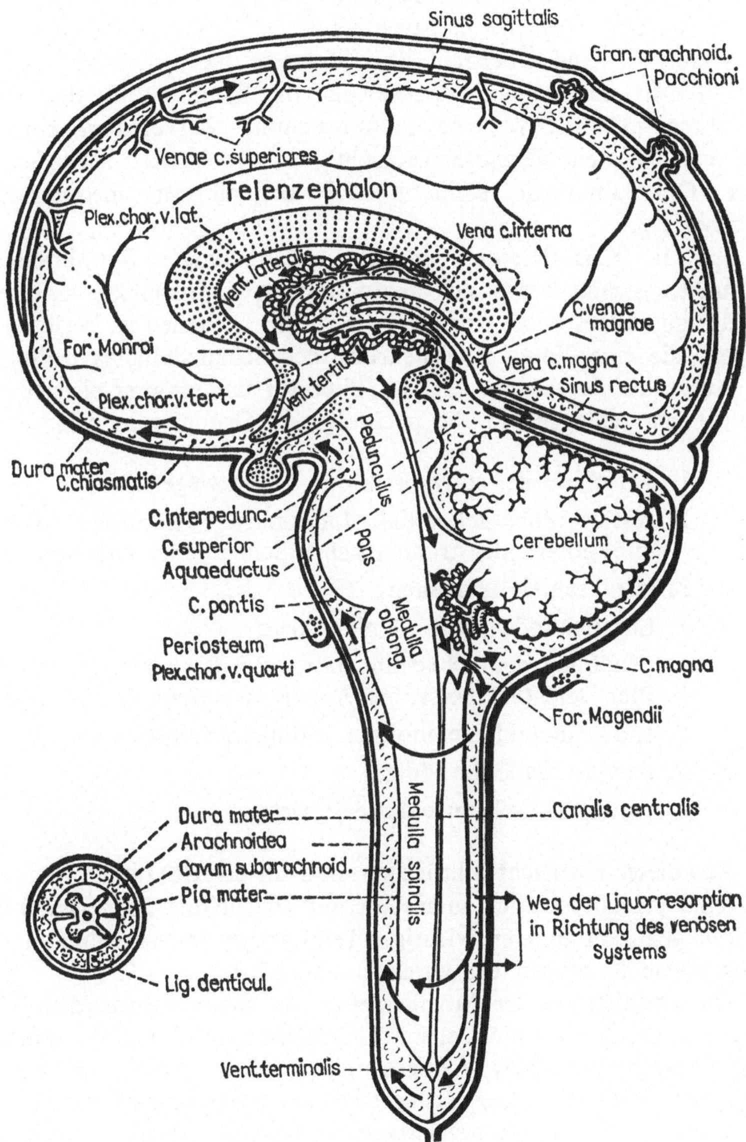

Abb. 8. Schema des Liquorkreislaufs (nach SÁNTHA)

störungen, Fokalsymptome und Krämpfe, infolge einer Aliquorrhoe bzw. abnorm *niedrigen* intraventrikulären Druckes, auftritt.

Wenn wir eine Übersicht über Prozesse bieten wollen, die bei Nichtvorhandensein einer Geschwulst die Symptomatik der Hirntumoren haben bzw. eine Stauungspapille hervorrufen können, betreten wir ein Grenzgebiet nicht nur der inneren Medizin und der Ophthalmologie sondern auch der übrigen medizinischen Fächer.

Für die Klassifizierung der nicht tumorbedingten intrakranialen Drucksteigerung lassen sich anatomische Gesichtspunkte anführen. Allerdings ist es dabei empfehlenswert, die Ursachen zu berücksichtigen, die eine Volumenvermehrung des Schädelinhaltes bedingen.

Aufgrund der Angaben in der Literatur und unserer eigenen Erfahrungen schlagen wir die nachfolgende Gruppierung vor:

1. Verschluß der intrazerebralen Liquorwege;
2. gestörte subarachnoidale Liquorströmung infolge toxisch-infektiöser oder traumatischer Schädigung, Arachnitis;
3. intrakraniale Parasiten;
4. Enzephalitiden und Meningitiden;
5. Erhöhung des Schädelinnendruckes bei Erkrankungen des Blut- und Gefäßsystems: Anoxie des Gehirns;
6. endokrin und metabolisch bedingtes Gehirnödem;
7. allergisches Gehirnödem;
8. pathogenetisch ungeklärte Prozesse.

Aus dieser Übersicht geht hervor, daß ein Teil der raumfordernden Ödeme primär ist oder zumindest auf eine lokale Hirnerkrankung zurückgeht, ein anderer, wichtiger Teil dagegen im Anschluß an eine allgemeine Krankheit des Organismus auftritt.

Die Erweiterung der Möglichkeiten der neurochirurgischen Therapie verdanken wir nicht allein der zunehmenden Vervollkommnung der operativen Technik, sondern auch der Bereicherung an diagnostischen Methoden. Der Zisternen- und Ventrikelpunktion folgten Verfeinerungen der röntgendiagnostischen Verfahren; auch die Elektroenzephalographie, die Isotopentechniken und die Echoenzephalographie brachten größere Sicherheit in die Orts- und Artdiagnose.

Einengung oder Verschluß des Aquädukts

Drei Arten von Krankheitsprozessen können den Aquädukt verschließen und dadurch zum *Hydrocephalus occlusus* führen:

1. Entwicklungsanomalien;
2. akute, subakute und chronische Entzündung. Die *Ependymitis granularis*, die eine Einengung oder Verstopfung des Kanals hervorruft, kann sich bei Meningitis, bei Einbruch von Eiterungen ins Ventrikelsystem, so bei infizierter Hirnverletzung, ausbilden;
3. raumfordernde Vorgänge in der Nachbarschaft des Aquädukts.

Bereits eine dünne Membran, die den Abfluß aus dem III. Hirnventrikel schleusenartig verhindert, vermag sozusagen ein Kaleidoskop von Hirnstamm- und Kleinhirnsymptomen hervorzubringen. In einem Fall von ZÜLCH und NACHTWEY schlossen sich einer Dystrophia adiposogenitalis und einem Diabetes insipidus bitemporale Hemianopsie, rechtsseitige Hemiataxie, linksseitige Hemiparese, träge Lichtreaktion der Pupillen und Stauungspapille an. Bei der Freilegung der hinteren Schädelgrube wurde keine Geschwulst gefunden; erst bei der Obduktion wurde der Verschluß des Aquädukteinganges durch eine Membran erkannt.

Seit 1910 ist das *Brunssche Syndrom* bekannt, das durch ventilartigen Verschluß des Aquädukts bei seiner Einmündung in den IV. Hirnventrikel entsteht. In solchen Fällen weist auf das Vorhandensein eines beweglichen Gebildes (Plexuspapillom, Zystizerkus) hin, daß sich von der Lage des Kopfes abhängig akute Verschlußsymptome entwickeln.

Im Ventrikulogramm sieht man die Erweiterung der Seiten- und des III. Ventrikels sowie den Füllungsmangel des Aquädukts und des IV. Ventrikels.

Wir mußten die Überzeugung gewinnen, daß die klinische Symptomatik allein weder die Lokalisation noch die Artdiagnose möglich macht.

Bei 6 Fällen unseres Krankenguts wiesen die Symptome lokalisatorisch teils auf das Großhirn (frontales Syndrom, Aphasie, Hemiplegie), teils auf den Hirnstamm (Dystrophia adiposogenitalis, Störungen der Wärmeregulation, Bewußtseinstrübung, Enthirnungsstarre, Para- oder Tetraparese), vor allem aber auf die Gebilde der hinteren Schädelgrube hin. Symptome des gesteigerten Schädelinnendruckes, einschließlich des »Geräusches des gesprungenen

Topfes«, waren in jedem Fall vorhanden, eine Stauungspapille jedoch nur in zwei Fällen. Das Fehlen der Stauungspapille überraschte nicht, da unsere Patienten vorwiegend Kinder oder Jugendliche waren, also in einem Alter, in dem die Schädelknochennähte der intrakranialen Drucksteigerung nachgeben (Diastase).

Bei der Freilegung der hinteren Schädelgrube läßt sich der Verschluß durch Sondierung des Aquädukts feststellen. Mit Hilfe der Fenestration der Lamina terminalis (DANDY) oder der Verbindung der Seitenkammern mit der Cisterna magna (TORKILDSEN) kann der Liquor in die Subarachnoidalräume abgeleitet werden.

Arachnitis

Die zystische Arachnitis führt zur Erhöhung des Liquordruckes und kann irreführende Symptome hervorrufen.

Die Zisternen der hinteren Schädelgrube erhalten den Liquor aus dem IV. Ventrikel. LINDAU konnte 1926 bereits 275 Fälle zystischer Arachnitis der hinteren Schädelgrube sammeln. Der wechselvollen Oberflächengestaltung des Rautenhirns entsprechend, können wir einige typische Lokalisationen dieser Zysten unterscheiden, und zwar in der Mittellinie beim Foramen Magendii, lateral bei den Luschkaschen Öffnungen, auf der unteren, oberen oder lateralen Oberfläche des Kleinhirns, im Kleinhirn-Brückenwinkel und vor oder hinter dem Pons. Sie behindern die Liquorzirkulation in spinaler Richtung oder nach der mittleren und vorderen Schädelgrube.

Bevorzugt finden sich Zysten an zwei Stellen, nämlich in der Gegend des Foramen Magendii und im Kleinhirn-Brückenwinkel.

1. Wenn beim Hydrocephalus internus infolge des Verschlusses der Cisterna magna allgemeine Drucksymptome ohne Herdzeichen bestehen, denkt man in erster Linie an einen arachnoidalen Verschluß.

2. Nicht selten gesellen sich den allgemeinen Hirndruckzeichen noch Kleinhirn-, Angulus- und Oblongatasymptome hinzu. Es kommt aber auch vor, daß bei den sich nacheinander ausbildenden und an Intensität wechselnden Symptomen der hinteren Schädelgrube eine Steigerung des Liquordrucks fehlt. Wenn die Anfangssymptome in Gehörverlust, Fazialislähmung und Labyrinthanästhesie bestehen, so gleicht die Symptomatologie des Zisternenverschlusses im Angulus ponto-medullo-cerebralis dem des Akustikusneurinoms.

In einem unserer Fälle kam zu einer sich allmählich entwickelnden Gehörstörung eine ipsilaterale Zungenatrophie hinzu. Die Diagnosen Syringomyelie, multiple Sklerose und Kleinhirn-Brückenwinkelgeschwulst wechselten sich ab. Nach einer einzigen Zisternenpunktion gewann der Kranke sein vor Jahren verlorenes Gehör wieder zurück. Der Liquor war xanthochrom und gerann bald. Als Grundlage des Krankheitsbildes ließ sich eine Arachnitis der hinteren Schädelgrube infolge Pagetscher Krankheit nachweisen.

Als weiteres Beispiel sei eine andere eigene Beobachtung genannt. Der Atrophie der linken Zungenhälfte schlossen sich Ataxie der linksseitigen unteren Extremität, Pendelreflex und zerebellarer Gang an. Aufgrund der Stauungspapille von 7 bis 8 Dioptrien nahmen wir eine Kleinhirngeschwulst an. Bei der Operation fanden wir eine etwa hühnereigroße Zyste zwischen den Kleinhirnhemisphären; nach ihrer Abtragung normalisierte sich der Liquorkreislauf.

Als dritte Variante sei ein Fall erwähnt, bei dem 4 Wochen nach Schädeltrauma Ohrensausen, Schwerhörigkeit, Sehverschlechterung und dann monatlich 3 bis 4mal generalisierte Krämpfe auftraten. Bei der Eröffnung der hinteren Schädelgrube konnte man einen arachnitischen Verschluß des Foramen Magendii feststellen. Nach Normalisierung des Liquorkreislaufes wurde der Patient beschwerdefrei, nach einem Jahr stellte sich aber ein Rezidiv ein. Die erneute Operation brachte Genesung.

Die Entstehung umschriebener leptomeningealer Verklebungen ist auf Infektionsherde, Mittelohreiterungen, Mastoiditis oder Schädeltraumen zurückzuführen. Im Kindesalter rufen Infektionskrankheiten nicht selten eine intrakraniale Drucksteigerung hervor. Die eingehende Untersuchung des Liquors entscheidet, ob diese ihre Grundlage in einer Meningitis hat und welcher Erreger dafür verantwortlich ist. Sowohl nach Meningokokken-, Staphylokokken- und Streptokokkenmeningitiden als auch nach lymphozytären Meningitiden bei Keuchhusten, Scharlach, Mumps, Masern und Grippe können arachnoidale Verklebungen zustandekommen. Auch die Möglichkeit eines luischen Ursprunges darf man nicht außer acht lassen.

Selbst die benigne lymphozytäre Meningitis kann das Syndrom der intrakranialen Drucksteigerung hervorrufen.

Von den wechselreichen Formen der adhäsiven Arachnitis seien noch einige häufiger vorkommende erörtert. Bei der tuberkulösen Meningitis kann das klinische Bild infolge von Verklebungen in der hinteren Schädelgrube dem einer subtentorialen Geschwulst gleichen. Solche Fälle enden trotz der antibiotischen Behandlung oft letal. Wir konnten allerdings durch die Fenestration der Lamina terminalis bei Kindern mehrmals beachtenswerte Besserungen erzielen.

Zysten der Sylviischen Spalte manifestieren sich nicht selten in Jackson-Anfällen der Gesichts-, Schlund- und Kehlkopfmuskeln oder, falls die dominante Hemisphäre befallen ist, in Insulten mit motorischer Aphasie.

In einem Falle sahen wir nach der Pneumenzephalographie eine Normalisierung des Liquorkreislaufs und ein Sistieren der vorher häufigen Krampfanfälle. Die Annahme eines *rheumatischen* Ursprungs der Arachnitis war naheliegend, als rheumatische Knoten an der Hand hinzutraten.

Die *Arachnitis opticochiasmatica* verursacht unregelmäßige Gesichtsfeldeinengungen, nicht selten eine Stauungspapille und, da dabei auch der Hypothalamus unter gesteigertem Druck stehen kann, dienzephale Symptome. Außer der Arachnitis der Chiasmagegend können Zysten auch an anderen Stellen vorhanden sein, z. B. an der Konvexität.

Wie bereits erwähnt, genügt unter Umständen die zu diagnostischem Zweck ausgeführte Pneumenzephalographie allein, um die verklebten Spalten der Liquorräume zu eröffnen. In einem unserer Fälle hörte eine monokulare Hemianopsie nach einer einmaligen Luftfüllung auf. Ein anderer, amblyoper Patient erlangte das Sehvermögen nach subokzipitaler Luftinsufflation wieder; die gelbliche Verfärbung und die Eiweißvermehrung des zisternalen Liquors bewiesen die Liquorstauung.

Diese Fälle verliefen besonders günstig. Häufiger ist allerdings eine chirurgische Druckentlastung nötig. Doch auch diese bleibt erfolglos, wenn es sich um eine *konkomitierende* Arachnitis handelt, d.h. die leptomeningeale Adhäsion Begleit- bzw. Folgeerscheinung eines zerebralen Vorgangs ist.

Günstig verlaufen die Fälle mit einer sog. traumatischen serösen Meningitis; das Bestehen einer Stauungspapille erweckt den Verdacht auf ein subdurales Hämatom bzw. Hygrom.

Parasiten, Mykosen

Gleich den Tumorzellen und Eitererregern können Parasiten mit dem Blutstrom in die meningealen Spalten, in das Nervengewebe oder über die Plexus choroidei in die Hirnkammern gelangen.

Mit Hilfe der mikroskopischen Untersuchung kann man den *Echinokokkus* bereits während der Operation erkennen (ANDRÁSOFSZKY 1943).

Vor der Operation ist die Diagnose möglich, wenn eine Echinokokkuszyste in einem anderen Organ nachweisbar ist. Gelegentlich ist die intrakraniale Zyste von einer verkalkten Rindenschicht umgeben, die im Röntgenbild sichtbar wird. Aufschluß erwartet man auch von der *Casonischen Reaktion.*

Bei einem unserer Fälle mit Tumorsymptomen im Bereich der rechten Parietalgegend ließ uns die schwach positive Casonische Reaktion an das Vorliegen einer Echinokokkuszyste denken. Bei der Operation hat man dann eine Zyste von etwa Gänseeigröße parasagittal im zentroparietalen Gebiet gefunden.

Die Artdiagnose wird jedoch nur selten vor der Operation möglich sein. Sowohl in unserem Material als auch im Schrifttum waren Stauungspapille, sonstige allgemeine Symptome und Herdzeichen sowie Enzephalographiebefunde die Indikation zu einem chirurgischen Eingriff. Die Zyste muß man mit der erdenklichsten Sorgfalt unversehrt entfernen. Trotzdem ist selbst bei diesem Vorgehen mit der Entwicklung weiterer Zysten zu rechnen.

Bei einem unserer Fälle, einem Schulkind, wurden bei der ersten Operation zwei größere und drei kleinere Zysten aus dem linksseitigen Okzipitallappen entfernt. Bei einem zweiten Eingriff kamen zehn mehr oder weniger große Zysten aus dem linksseitigen Seitenventrikel und Okzipitallappen zum Vorschein. Bei der dritten Operation wurde eine Zyste aus dem mittleren Drittel des linksseitigen Zentralgebietes entfernt. Inzwischen war der einstige Grundschüler zu einem jungen Mann herangewachsen.

Die *Zystizerkose* des Gehirns ist in Mitteleuropa eine Seltenheit geworden. In östlicheren Gebieten muß man jedoch mit ihrem häufigeren Vorkommen rechnen. ARSENI und Mitarb. konnten in Bukarest zwischen 1935 und 1955 65 Fälle und in den folgenden 5 Jahren weitere 12 beobachten. Die Lokalisation war kortikal, diffus, parenchymatös, basal oder intraventrikulär. In Siebenbürgen sahen meine Mitarbeiter ANDRÁSOFSZKY, WAITSUK und GYERGYAY (1960) 4 Fälle dieser Art. Die Diagnose konnten wir erst durch mikroskopische Untersuchung während der Operation stellen. Die histopathologische Bearbeitung ergab, daß die Druckerhöhung außer der raumeinengenden Wirkung der Zyste durch eine adhäsive Leptomeningitis und ein Hirnödem bedingt war. Ich erinnere in diesem Zusammenhang an das Brunssche Syndrom (S. 79). Die Einklemmung einer Zystizerkuszyste im Aquädukt vermag – auch ohne vorangegangene Beschwerden – den plötzlichen Tod herbeizuführen. Im III. Ventrikel kann eine Chorioependymitis den Kanal verschließen.

Die zerebrale Ansiedlung der *Taenia multiceps*, desjenigen Parasiten, der die Drehkrankheit der Schafe verursacht, scheint beim Menschen bis 1935 ein einziges Mal vorgekommen zu sein (Tomcsik und Mitarb.). Die Zyste, die sich im Gehirn und Rückenmark entwickelt, wird als Coenurus cerebralis bezeichnet. Wir haben in Siebenbürgen, wo noch Schafherden aus weiter Ferne durch Wald und Feld ziehen, bei einem Fall mit Jackson-Anfällen, rechtsseitiger Hemiparese, vertikalem Nystagmus und gesteigertem Schädelinnendruck eine etwa pflaumengroße Zyste am unteren Teil der Zentralwindungen gefunden.

Angaben in der einschlägigen Literatur beweisen, daß die *Mykosen* des Zentralorgans verbreiteter sind als man gemeinhin annimmt. Bei der *Torulose* (Cryptococcus neoformans) führt eine Meningomyelitis, seltener ein Granulom, in etwa 40% der Fälle zur Stauungspapille.

Die *Aspergillose* kann einen, auf eine Entzündung hinweisenden Liquorbefund sowie Hirnabszesse verursachen; dabei ist der Schädelinnendruck gesteigert. Diesem gehen in anderen Organen – Lunge, Leber, Milz, Lymphknoten, Gelenke – Abszesse voraus, aus deren Inhalt man den Pilz züchten kann.

Die *Aktinomykose* mit ihrer variationsreichen Symptomatologie kann Krankheitsbilder hervorrufen, welche an Gehirntumoren denken lassen.

Bei der *Toxoplasmose* können diffuse entzündliche Vorgänge an der Leptomeninx und am Ependym (Aquäduktstenose) Hirndruckerscheinungen verursachen. Die Diagnose stützt sich auf das charakteristische Fundusbild (Chorioretinitis), den röntgenologischen Nachweis von verkalkten Herden im Gehirn und den positiven Ausfall der Sabin-Feldmanschen Reaktion.

Enzephalitiden und Meningitiden

Bei den *entzündlichen* Krankheiten des Gehirns und seiner Häute ist der Schädelinnendruck infolge eines meningozerebralen Ödems erhöht. Für die Entstehung des Ödems ist oft auch eine Anoxie des Gehirns mitverantwortlich.

Bereits bei der Besprechung der Arachnitiden wurde betont, daß Kreislaufstörungen des Liquors, die eine Stauungspapille hervorrufen, sich zahlreichen allgemeinen Infektionskrankheiten anschließen können. In solchen Fällen können die neurologischen Herdsymptome sehr wechselvoll sein: Hemiplegie, Aphasie, Apraxie, fokale und generalisierte Krampfanfälle, Hirnstammsyndrome, Bewußtseinsstörungen, Korsakow-Syndrom und katatone Symptome. Sie erwecken den Verdacht auf eine Enzephalitis oder eine anoxisch-vasale Hirnschädigung.

Auch nach Infektionskrankheiten, während der Rekonvaleszenz, kann vorübergehend eine Stauungspapille neben Krankheitszeichen der hinteren Schädelgrube – Hypotonie, Ataxie, skandierende Sprache – bestehen.

Unter den entzündlichen Krankheitsbildern mit Hirnödem ist die *granulomatöse Enzephalitis* zu nennen (Encephalitis reticulogranulomatosa, peritheliales Sarkom). Außer im Gehirn können sich Granulome auch in der Lunge, Leber, den Nebennieren, mitunter auch in der Milz und den Knochen finden.

Auch die *Boecksche Sarkoidose* kann als raumfordernder Vorgang in Erscheinung treten.

Das Hirnödem der durch *Rickettsien* bedingten Bronchopneumonien bei Kindern ist eher auf eine Anoxie als auf eine Enzephalitis zurückzuführen.

Unter den Entmarkungskrankheiten kann die *multiple Sklerose* bekanntlich tumorähnliche Bilder hervorbringen, ja mit Symptomen der Raumforderung beginnen (Foix und Marburg).

Bei dieser Krankheit ebenso wie bei der *subakuten sklerosierenden Leukoenzephalitis* (van Bogaert) wurden manche Patienten auf Grund der Stauungssymptome einer Operation unterzogen. Bei der van Bogaertschen Enzephalitisform können insbesondere die häufigen parietalen Symptome den Verdacht auf ein Gliom erwecken.

Die Diagnose dieser Enzephalitisform (Panencephalitis subacuta, Typ Pette-Döring, van Bogaert und Dawson) sichern das Elektroenzephalogramm (Radermecker, 1949; Nagy, Loránd und Tariska), die Elektrophorese des Liquors und Serums und u. U. die Gehirnbiopsie.

Die ätiologisch noch ungeklärte Encephalitis periaxialis diffusa *(Schilder-Foixsche Krankheit)* hat eine wechselreiche Symptomatik. Hemiplegie, Diplegie, kortikale Taubheit, Aphasie, Apraxie und

Enthirnungsstarre kennzeichnen den vielfältigen Verlauf und die einzelnen Phasen der Krankheitsentwicklung. Aufgrund der Augensymptome – retrobulbäre Neuritis, Stauungspapille und schließlich Erblindung – ist eine Steigerung des intrakranialen Druckes anzunehmen.

Bei der *konzentrischen Leukoenzephalitis* oder *Sklerose* erweckt die mit Hemiplegie, Aphasie und kortikalen Krampfanfällen vergesellschaftete Stauungspapille den Verdacht auf einen raumfordernden Vorgang und veranlaßt eine Kraniotomie, wie in dem von BALÓ beschriebenen ersten Fall der Literatur.

Das Krankheitsbild der *Megalenzephalie*, welches infolge eines Hirnödems aufgrund spongiöser Degeneration entsteht, kann den irreführenden Verdacht eines suprasellären Hirntumors erwecken.

Erhöhung des Schädelinnendrucks bei Erkrankungen des Blut- und Gefäßsystems

Gehirnblutung

Das intrazerebrale Hämatom wirkt nicht nur zerstörend auf die Hirnsubstanz, sondern fordert auch Raum und beeinflußt durch Behinderung des Blut- und Liquorkreislaufs die Hirnschädigung noch zusätzlich ungünstig. Auch das gelegentliche Auftreten einer Stauungspapille bei Gehirnblutung (und -erweichung) läßt die Notwendigkeit eines druckvermindernden Eingriffes erwägen. Die chirurgische Entfernung des Hämatoms kann zur Funktionswiederherstellung führen; je früher der Eingriff vorgenommen wird, um so wahrscheinlicher ist der Erfolg. Entwickelt sich im Zusammenhang mit einer plötzlichen zerebralen Katastrophe eine Stauungspapille, so muß man in Betracht ziehen, daß eine Blutung in einem Tumor erfolgt sein kann, der sich bis dahin nicht manifestiert hat. Deshalb ist von Fall zu Fall zu erwägen, was von einem chirurgischen Eingriff zu erwarten ist. Besonders bedrohlich ist die Lage, wenn nach einer anfänglich halbseitigen Lähmung nunmehr auch auf der anderen Seite pathologische Reflexe auftreten oder andere Zeichen auf eine Verdrängung des Gyrus hippocampi in den Tentoriumschlitz hinweisen. Bereits CUSHING war der Ansicht, daß eine nachträgliche Verschlechterung Folge der Verschiebung der Hirnsubstanz und des sekundären Hirnödems ist.

Obwohl die Operationserfolge, insbesondere bei Jugendlichen, zum möglichst frühen Eingriff anregen, bleiben noch manche Fragen offen. Soll man abwarten, ob der Patient die ersten schwierigen Tage überlebt, da bei späteren Eingriffen die Mortalität geringer ist und die Resultate besser sind? Oder aber soll man den Eingriff, selbst auf Kosten eines erhöhten Risikos, frühzeitig ausführen? Wir teilen KÖRNYEYS Ansicht, daß man bei Blutungen im Bereich der Großhirnhemisphären die Indikation vom Verlauf, von der Schwere des Krankheitsbildes und vom Ort der Blutung abhängig machen muß. Bei sehr schneller Entwicklung des Krankheitsbildes, bei tiefem Koma oder bei Anzeichen des Ventrikeldurchbruchs läßt sich vom chirurgischen Eingriff wenig Erfolg erwarten. Berücksichtigen wir jedoch, daß nach neueren Berichten etwa die Hälfte der prognostisch sonst sehr ungünstigen intraventrikulären Blutungen durch einen rechtzeitig ausgeführten chirurgischen Eingriff gerettet werden konnte, so dürfen wir hoffen, daß man mit Hilfe verfeinerter diagnostischer Methoden (Echoenzephalographie und dgl.) die Indikationen erweitern kann.

Bei den selteneren Kleinhirnblutungen konnte man deshalb verhältnismäßig häufig über günstige chirurgische Ergebnisse berichten, weil in den nicht foudroyant letal verlaufenden Fällen eine Stauungspapille bereits frühzeitig auf die Notwendigkeit des chirurgischen Eingriffs hinweist.

Eine Analyse der Ursachen und der Entstehung von Gehirnblutungen würde den Rahmen unseres Beitrages überschreiten.

Gehirninfarkt

Die Angiographie brachte uns – dank der methodischen Verfeinerung und der Einführung unschädlicher Kontrastmittel – eine bedeutende Hilfe für die Feststellung von Ort und Ausmaß des Gefäßverschlusses, der den Infarkt hervorruft, sowie Aufschluß über die Art des Vorganges, der zum Verschluß führt. Es muß geklärt werden, ob eine Thrombose oder Embolie, eine vorübergehende Einengung oder ein endgültiger Verschluß der zerebralen Katastrophe zugrunde liegt, ferner an welcher Stelle des arteriellen Systems die Blutzufuhr gestoppt wird.

Infolge des Oxygenmangels nimmt das Hirngewebe, hauptsächlich die weiße Substanz, Flüssigkeit auf und schwillt an.

Bezüglich der Behandlung des von einem Ödem begleiteten Hirninfarktes konnte man sich bislang keine einheitliche Meinung bilden. Eine Dekompression vermindert das Ödem und führt gelegentlich zu einer raschen Restitution (KÖRNYEY). Da die Symptome des sekundären Ödems oft erst 3 bis 4 Tage oder noch später nach dem Insult auftreten, so dürfte man von einer frühzeitigen Druckentlastung positive Ergebnisse erwarten (CHONG, MEI, SHAW, ALVORD und BERRY 1959). Freilich besteht auch die Gefahr, daß die Einklemmung der ödematösen Hirnsubstanz in die Dekompressionsöffnung eine Gewebsnekrose und sekundäre Blutungen bewirkt. Auch die Abtragung des erweichten Hirngewebes wird empfohlen, besonders in der nichtdominanten Hemisphäre oder in den sog. stummen Regionen.

Wegen ihrer Seltenheit wollen wir eine eigene Beobachtung erwähnen. Bei einem Kranken, der wegen einer bösartigen epipharyngealen Geschwulst Kobaltbestrahlung erhielt, traten nach 18 Monaten Symptome des Hirndruckes und der Einklemmung des Unkus in Form eines temporoparietalen Syndroms auf. Die chirurgische Freilegung deckte keinen Tumor auf, sondern ein Ödem, das offenbar Folge der Strahlenschädigung war. Die Resektion des Schläfenlappens beseitigte die Raumbeengung und Einklemmung.

Verhinderung des venösen Abflusses

Wie bekannt, kann sich den entzündlichen Vorgängen des Mittelohrs, der Nebenhöhlen, der Oberlippe, des Kopfes oder anderer Körperteile eine *Sinusthrombose* anschließen, die den venösen Abfluß behindert und zu Stauungserscheinungen führt. Die Gefahr einer Sinusthrombose besteht auch im Wochenbett. Klinische Beobachtungen und Tierexperimente beweisen, daß die venöse Stauung ein generalisiertes oder lokales Ödem zur Folge hat. Auch das Umgekehrte gilt, da die Venen infolge der intrakranialen Drucksteigerung zusammengepreßt werden, wodurch dann eine Stauung entsteht. Die Phlebographie trägt zur Sicherung der Diagnose bei.

Für die intrakraniale Drucksteigerung, welche die Otitis media begleitet und sich in quälenden Kopfschmerzen, Doppeltsehen und Augenmuskellähmungen manifestiert, wurde die Benennung *Hydrocephalus otiticus* empfohlen, da der in sonstiger Hinsicht normale Liquor sich in diesen Fällen unter hohem Druck entleert.

Der otogene Hydrozephalus des Kindesalters ist im allgemeinen gutartig; wiederholte Liquorpunktion, salzarme Diät und Steigerung der Diurese erzielen meist in einigen Wochen Genesung. Nur bedrohliche Augensymptome legen den Gedanken einer operativen Dekompression nahe. Gegen die Bezeichnung otogener Hydrozephalus, ebenso wie die von McAlpine (1937) empfohlene Benennung *Hydrocephalus toxicus* kann man mit Recht einwenden, daß es nicht der Hydrozephalus ist, der die Drucksteigerung hervorruft, sondern das Ödem des Gehirns und der weichen Hirnhäute.

Zur Behandlung der als gutartig aufgefaßten intrakranialen Hypertensionen hat man außer Antikoagulantien und Antibiotika die Unterbindung der Vena jugularis interna empfohlen (Greer 1926). Dieser Eingriff ist jedoch bedenklich, da die Behinderung des venösen Abflusses schon allein ein Hirnödem hervorzurufen vermag, ja tragische Folgen haben kann, wenn die kontralaterale Vena jugularis die Ableitung nicht sichert oder wenn sie gar fehlt, wie im letal endenden Fall Wolffs (1935). Das venöse System des Gehirns zeigt nämlich zahlreiche entwicklungsgeschichtlich erklärbare Varianten.

Lymphogene Enzephalopathie

Die Bezeichnung *lymphogene Enzephalopathie* wurde von Földi und Mitarb. für jene Erkrankungen des Zentralorgans angewandt, die aufgrund des unzureichenden Lymphkreislaufs der Hals- und Nackenpartien zustandekommen. Wurden die Lymphbahnen und -knoten des Halses unterbunden, ohne zugleich Arterien, Venen und Nerven zu beschädigen, so schwoll der Kopf der Versuchstiere an, ihr Verhalten änderte sich und ihre früher entwickelten bedingten Reflexe gingen verloren. Es entstand ein Ödem der Papille und Retina, und der intrakraniale Druck stieg an. Ein Hirnödem ließ sich sowohl licht- als auch elektronenmikroskopisch nachweisen.

Diesem experimentell erzeugten lymphogenen Gehirnödem können ähnliche Beobachtungen am Menschen zur Seite gestellt werden (Földi und Mitarb.).

Bei der Blockdissektion wegen Kehlkopfkarzinoms entfernt man die Lymphknoten des Halses. Die Operierten erwachen mit auffallender Verzögerung aus der Narkose (Nicol); eine intellektuelle Einbuße oder Persönlichkeitsveränderung kann zurückbleiben. Ebenfalls sind wir auf tödliche Ausgänge nach Exstirpation zahlreicher Lymphknoten des Halses und Nackens aufmerksam geworden, nachdem die Berichte von FÖLDI, OBÁL und Mitarb. unser Augenmerk auf diese Krankheitsbilder gelenkt haben.

Die Symptomatik der lymphogenen Enzephalopathie ergibt sich einmal aus der Manifestation der intrakranialen Drucksteigerung – Kopfschmerz, Schwindel, Nausea, Erbrechen, Sehstörungen, Bewußtseinstrübung –, zum anderen aus dem Ödem der Lider, der Konjunktiva, der Papille und der Retina.

Tonsillitis, *Pharyngitis*, *Highmore-Entzündung*, ja Lymphknotenschwellung bei *Grippe*, *Masern* und *»banaler Erkältung«* können Entzündung und Verschluß der Lymphbahnen verursachen, die den Abfluß der Lymphe aus der Schädelhöhle verhindern und zu einem Hirnödem führen.

Bei *Enzephalopathien unbekannter Ätiologie* von Säuglingen und Kleinkindern, bei denen sich entzündliche Vorgänge (Meningitis, Enzephalitis, Thrombophlebitis) ausschließen lassen, kann man für die Entstehung des Hirnödems eine Störung der Lymphableitung mitverantwortlich machen.

Das *Melkersson-Rosenthalsche Syndrom*, ein rezidivierendes Gesichts- und Lippenödem mit Fazialislähmung und Lingua plicata sowie Ödem der Retina und Papille, erklären FÖLDI und Mitarb. ebenfalls mit der Störung des Lymphkreislaufs.

Einzelne Fälle von *»Pseudotumor orbitae«* dürften nach FÖLDI und Mitarb. durch Lymphstauung in der Augenhöhle bedingt sein.

Da die Symptome des Pantothensäure-Pyridoxinmangels den eben erwähnten Krankheitsbildern auffallend gleichen, haben FÖLDI und Mitarb. an entsprechendem Krankengut therapeutische Versuche mit täglicher Injektion von 2 g Pantothensäure und 0,2 g Pyridoxin durchgeführt. Die Erfolge scheinen überzeugend zu sein.

In einem ihrer Fälle führte das Weglassen dieser Mittel bzw. ihre Substitution durch NaCl-Lösung binnen zwei Tagen zum Rückfall. Wir selbst haben im Falle eines pathologisch ungeklärten und jeglicher Behandlung trotzenden zerebroorbitalen Ödems mit der Pantothensäure-Pyridoxin-Behandlung die subjektiven nervösen Beschwerden ebenso wie das Retina-Orbitaödem innerhalb einiger Tage zum Verschwinden bringen können.

Mangels Kenntnis der ätiologischen Faktoren läßt sich das Syndrom des *angioneurotischen Ödems* schwer eingliedern. Man schreibt die Entstehung des Glottisödems und der Asphyxie einer Dysfunktion des autonomen Nervensystems zu. Als Zeichen von Hirnödem bestehen in einzelnen Fällen heftige Kopfschmerzen, Krampfanfälle und zerebrale Herdsymptome.

Das *Reillysche Syndrom* dürfte aufgrund der Hypoplasie der Lymphgewebe den lymphogenen Enzephalopathien zuzuordnen sein. Dieses neurovaskuläre Syndrom geht mit Erweiterung der kleinen Gefäße und Stase einher. Bei Hinzukommen von Thrombosierung, Blutungen und Infarkten kann sich ein Hirnödem entwickeln.

Beim *Heerfordtschen Syndrom – Febris uveoparotidea* –, das sich auch der *Besnier-Boeck-Schaumannschen Krankheit* anschließen kann, schwellen die Speichel- und Tränendrüsen sowie die Hals- und Hiluslymphknoten an; zudem bestehen Iridozyklitis und Parotitis. Fazialis- und Rekurrenslähmung können durch die Erkrankung der Lymphknoten bedingt sein. Zerebrale, insbesondere basale Herdsymptome und Diabetes insipidus weisen auf den Befall des Gehirns hin. Das Liquoreiweiß ist vermehrt und der Zellgehalt im Liquor ist erhöht. Dieses Krankheitsbild kommt vornehmlich bei Kindern vor. Es ist gewöhnlich gutartig, sein Verlauf kann sich aber über Monate hinziehen.

Unter den Systemerkrankungen des Bindegewebes wird der *Erythematodes* ebenfalls von einer *Lymphadenopathie* begleitet. Gelenkschmerzen, Muskelatrophie (s. S. 172), Blutungsbereitschaft, Fieber, Nephrose, kardiovaskuläre Symptome, angioneurotisches Ödem und vielfältige hämatologische Veränderungen zeugen von der generalisierten Erkrankung des Organismus. Etwa in einem Viertel der Fälle lassen sich zerebrale Herdsymptome nachweisen – Krampfanfälle, Hemiplegie, Aphasie, Augenmuskellähmungen sowie andere neurologische und psychiatrische Störungen –, die nicht selten den Hautveränderungen vorausgehen. Das baumwollähnliche Retinaexsudat und die Stauungspapille veranlassen uns, diese Krankheit hier zu erwähnen.

Hypertoniekrankheit, Vasopathien und Hirnödem

Hypertoniekrankheit. Für das Hirnödem, das infolge des gesteigerten arteriellen Blutdrucks entsteht, haben Oppenheimer und Fishberg (1928) die Bezeichnung hypertensive Enzephalopathie geprägt. Alajouanine und Thurel (1936) haben unter der Benennung »zerebromeningeales Ödem« einen Vorgang abgegrenzt, der sich zahlreichen Schädigungen des Gehirns hinzugesellt, aber bei Hypertonikern auch als selbständiges Krankheitsbild auftritt, d.h. unabhängig von sonstigen zentralnervösen Folgen der Hypertonie. ALAJOUANINE betonte später ausdrücklich, daß es nicht nur bei der essentiellen Blutdruckkrankheit, sondern auch bei den symptomatischen Hypertonien (Nierenerkrankungen, Schwangerschaft, Puerperium, Bleivergiftung) vorkommt. Bei einem seiner Patienten wiederholte sich *zehnmal* im Laufe von zwei Jahren die akute Form des zerebromeningealen Ödems. Neurologische Lokalzeichen brauchen nicht zu bestehen, auf keinen Fall ausgeprägt zu sein. Psychische Syndrome wurden beobachtet (CSIKY und WAGNER).

Seit der 1933 erschienenen Arbeit von CL. VINCENT wurde oft gefragt, weshalb die Stauungspapille bei Hypertonikern verhältnismäßig selten sei. Man muß das unbekannte Glied in der Kette der Faktoren noch suchen, das an der Entstehung der Stauungspapille beteiligt ist. – Man darf aber nicht vergessen, daß auch Hypertoniker eine Gehirngeschwulst haben können und daß eine Blutdruckerhöhung ebenso sekundär infolge Drucksteigerung in den Liquorräumen entstehen kann.

Bei der Migräne kann auch eine von KEHRER als Mikroventrikulie bezeichnete Einengung der Ventrikel bestehen. Sie geht offensichtlich auf ein Hirnödem zurück. Gewiß verbergen sich vasopathische Gehirnprozesse hinter manchen migräneartigen Kopfschmerzen.

In der Reihe der *Vasopathien* beachte man die Kreislaufstörungen, die durch luische Gefäßerkrankungen bedingt sind! Auch gegenwärtig werden noch Kranke mit dem Verdacht eines Gehirntumors an neurochirurgische Abteilungen überwiesen, bei denen dann aber die serologischen Blut- und Liquorbefunde als Ursache der meningealen Zeichen und kortikalen Reiz- und Ausfallserscheinungen einen meningovaskulären Vorgang auf luischer Grundlage aufdecken (RÉTIF und Mitarb. 1961).

Die Arteriitis temporalis, die man als Teilerscheinung einer Panarteriitis auffassen kann, ruft das *Horton-Magath-Brownsche Syndrom* hervor (s. S. 63). Wochen und Monate hindurch bestehen quälende Schmerzen in der Schläfengegend, zuweilen von Fieber, Leukozytose, hypochromer Anämie, Ödem, Thrombose, Blutungen der Retina oder Stauungspapille begleitet. Erblindung kann die Folge sein. Die Läsion der Hirnsubstanz äußert sich in Herdsymptomen, wie Hemianopsie und spastische Hemiparese.

Hirnschwellung. Die jahrzehntelangen Polemiken über die unterscheidenden Merkmale der Hirnschwellung und des Hirnödems gehören in die Geschichte der Neuropathologie. Elektronenmikroskopische Untersuchungen ergaben nämlich, daß es im normalen Nervengewebe keine interzellulären Lücken gibt. Die Volumenvermehrung des zentralnervösen Gewebes beruht nicht auf einer Erweiterung interzellulärer Spalten, sondern in der Hauptsache auf einer erhöhten Flüssigkeitsaufnahme der Astroglia; sie ist das Resultat eines intrazellulären Vorganges. Erst sehr erhebliche Flüssigkeitsaufnahme sprengt die Zellmembran, wodurch Flüssigkeit zwischen die Zellen gelangt.

Bei den anoxisch-vasalen Hirnschädigungen (KÖRNYEY) entsteht ebenfalls infolge von Flüssigkeitsaufnahme ein Hirnödem.

An dieser Stelle sei erwähnt, daß wir in den letzten Jahren auch die hirnschädigende Wirkung einer Übersättigung der Zellen mit Sauerstoff, die Hyperoxie, kennengelernt haben.

Anoxisch-vasale Mechanismen erklären die Gehirnsymptome (Krampfanfälle, Herdzeichen, zentrale Atemlähmung) bei *Lungenerkrankungen* (Emphysem, Atemstörungen, Cor pulmonale).

Der Oxygenmangel kann auch bei bulbärer Lähmung zu einem Hirnödem führen, das für den tödlichen Ausgang mitverantwortlich wird.

Zur Erklärung der selten vorhandenen Stauungspapille bei *pathologischer Obesität* zieht man neuerdings außer der endokrinen Störung auch die Dyspnoe heran. (Auf diese Frage werden wir später noch zurückkommen.)

Bei der *kardiopulmonalen Obesität* – Pickwick-Syndrom – kann die alveolare Hypoventilation Zyanose, Herzmuskelinsuffizienz und Cheyne-Stokessche Atmung hervorrufen.

An der Ausbildung von Hirnschwellung und Stauungspapille können bei Lungenkrankheiten Azidose und Polyglobulie mitbeteiligt sein.

Die sog. *interstitiellen Pneumopathien* der Säuglinge gehen mit zerebralen Symptomen – tonisch-klonische Anfälle, Unruhe, Schlafsucht – einher. Die Schwellung ist insbesondere in der weißen Substanz ausgeprägt, doch erkrankt auch die Rinde, vor allem ihre dritte Schicht. Außer dem Lungenbefund weisen die fettige Dystrophie der Leber und die Milzvergrößerung auf eine Allgemeinerkrankung des Organismus hin.

Erkrankungen des Blutsystems und Hirnödem

Unter den Erkrankungen der Blutbildungsorgane kann die *Polyzythämie* Hirnschwellung und Stauungspapille hervorrufen.

Die verschiedenen *Anämieformen* werden häufig von einer Hypoxie des Nervensystems begleitet, ganz gleich, ob sie sich rasch oder allmählich entwickeln. Bei schneller *Ausblutung* oder schwerer *Hämolyse* ruft der Sauerstoffmangel Parästhesien, Schwindel, Synkope, Erblindung und andere Herdsymptome hervor.

Thrombopenie, Leukopenie, Geschwulstkrankheiten (Blutbildungsstörungen infolge Karzinoms) können ebenfalls zur Gehirnanoxie und dadurch zu Stauungserscheinungen führen.

Intrakraniale Druckerhöhung ist auch bei *Leukosen* nicht selten.

Hirnödem endokrinen und metabolischen Ursprungs

Das erste einschlägige Krankheitsbild, die ödematöse Enzephalopathie bei der Addisonschen Krankheit, wurde von Klippel 1899 beschrieben. Das häufigere Vorkommen einer Hirnschwellung ungeklärter Ätiologie bei Frauen lenkte die Aufmerksamkeit ebenfalls auf endokrine Faktoren.

Folgende endokrine Erkrankungen bzw. Faktoren können zu einem Hirnödem führen:

1. Nebennierenerkrankungen,
2. langdauernde Kortikosteroidbehandlung bei Kindern,
3. Dysfunktion der Geschlechtsdrüsen bei Frauen,
4. Erkrankungen der Schilddrüse,
5. Erkrankungen der Nebenschilddrüsen,
6. Erkrankungen der Hypophyse.

Hirnödem bei Nebennierenerkrankungen

Bei der *Addisonschen Krankheit* kann das Auftreten der Hirnschwellung und Stauungspapille durch Erbrechen, Kopfschmerzen und Schwindel eingeleitet werden. Eine Einengung der Ventrikel (Hypotonia ventricularis) im Pneumenzephalogramm spricht für die Annahme eines Hirnödems. Neurologische Symptome – Babinskisches

Zeichen, Dysarthrie, Adiadochokinese, Muskelhypotonie, Nystagmus – bestätigen diese Annahme. Auch die mitunter auftretende Psychose kann man als Manifestation einer Hirnschwellung deuten.

Oft wird die Addisonsche Krankheit von recht auffälligen endokrinen Symptomen, wie Hypogenitalismus und Obesität, begleitet. Als weitere Begleiterscheinungen sind Hypoglykämie, Hyperazotämie und Anämie zu verzeichnen. Eine Eisenmangelanämie wird im Krankheitsverlauf nicht selten beobachtet (die Literatur kennt etwa 60 Fälle). Deswegen nimmt man an, daß der Eisenmangel den Enzymmechanismus des Oxydationsvorganges stört und die konsekutive Anoxie der Zellen eine Hirnschwellung hervorruft. An der Entstehung der viszeralen und zerebralen Anoxie sind möglicherweise Störungen des Wasserhaushalts, intra- und extrazelluläre Enzymstörungen und Veränderungen der Wasserstoffionen-Konzentration des Blutes beteiligt. Die Sekretion der Nebennierenrinde vermag aber den Stoffwechsel des Gehirns auch unmittelbar zu beeinflussen.

Hirnschwellung bei Kindern nach langdauernder Kortikosteroidbehandlung

Derartige Fälle kommen häufiger zur Beobachtung, seitdem Kinder wegen Bronchialasthma, allergischer Rhinitis, Gelenkrheumatismus, Ekzem oder Nephrose lange mit Kortikosteroiden (Prednisolon, Triamcinolon) behandelt werden. Die Hirnschwellung geht nach Verminderung der Dosis bzw. allmählichem Absetzen des Medikamentes zurück. Bei zu raschem Weglassen des Medikamentes hingegen kann die während der Behandlung entstandene Hypofunktion der Nebennierenrinde, die in einer Verminderung der ausgeschiedenen Ketosteroide im Urin diagnostisch erfaßbar ist, zu Insuffizienzerscheinungen führen. Eine Modifikation der Behandlung kann auch eine Hirnschwellung hervorrufen, die sich in Steigerung des Liquordrucks und Mikroventrikulie kundtut. Als Folge der intrakranialen Druckerhöhung wurden auch Nahtsprengungen beobachtet.

Greer (1963) konnte bei 4 von 5 Fällen durch wiederholte Punktionen, in einem Fall aber durch Entlastungstrepanation, das Verschwinden der Stauungspapille bzw. den Rückgang der intrakranialen Druckerhöhung erreichen.

Ähnliche Komplikationen der Steroidbehandlung kommen gelegentlich auch bei Erwachsenen vor.

Gehirnödem der Frauen

Während der *Pubertät* ist das Gehirnödem eine ziemliche Seltenheit. Die Menses ist unregelmäßig, die Beine schwellen an, besonders in der Knöchelgegend; Kopfschmerz und Sehstörungen treten auf. Es ist noch nicht erwiesen, ob die intrakraniale Hypertension Folge der ovarialen Dysfunktion oder der damit verbundenen Störung der Sekretion der Nebennierenrinde ist.

Die Hirnschwellung bei *Dysmenorrhoe* wird in der Literatur weit häufiger besprochen. Erwähnung verdient die Beobachtung von THOMAS (1933), nach welcher eine Kranke von ihrem 27. Lebensjahr an bei jeder Periode um 4,5 bis 5 Kilogramm zunahm, wobei Hals, Gesicht und Beine anschwollen. Sehstörungen, Kopfschmerzen, Erbrechen und Verhaltensstörungen wiesen auf eine zerebrale Drucksteigerung hin. Das Syndrom endete stets mit einer beträchtlichen Polyurie von täglich etwa 4 bis 5 Liter Urinausscheidung. In einem weiteren Fall von THOMAS gesellte sich den angeführten Erscheinungen eine Stauungspapille hinzu. – Gehirnödeme, die im Zusammenhang mit der Menses auftreten, können auf einem endogenen allergischen Mechanismus beruhen.

Eine Hypertension bei *Amenorrhoe* erweist sich zumeist als gutartig. Obesität, Galaktorrhoe, Hirsutismus und Knöchelödeme weisen auf eine Hirnschwellung dyshormonalen Ursprungs hin. Galaktorrhoe und Hirsutismus bei amenorrhöischen Frauen sind im Rahmen gut umschriebener Krankheitsbilder, wie des Chiari-Frommelschen und des Stein-Leventhalschen Syndroms bekannt.

Während der *Schwangerschaft* kann eine intrakraniale Hypertension auftreten, besonders zwischen Menses I und Menses V (NOLEN 1909), in dem Zeitraum also, in welchem der Östrogengehalt des Urins erhöht ist. Von 8 Kranken GREERS (1963) wurde bei 3 Patientinnen eine Entlastungstrepanation ausgeführt.

Erkrankungen der Schilddrüse

Bei der *Hyperthyreose* kann der Nervus opticus isoliert erkranken, und zwar in Form einer Neuritis optica bzw. Neuritis retrobulbaris, seltener in Form einer Stauung. Die sonstigen Symptome, besonders wenn auch noch Exophthalmus auftritt, ermöglichen die Diagnose.

Hypothyreoidismus. In Fällen von Kretinismus oder Myxödem bei Kindern wurde bislang kein Hirnödem beobachtet.

Beim Myxödem der Erwachsenen werden zerebrale Symptome häufiger festgestellt, vorwiegend bei Frauen. Verschlechterung des Visus und des Gehörs sowie intellektuelle Dekadenz konnten registriert werden. Das *myxödematöse Koma* wird von Hypothermie begleitet.

Erkrankungen der Nebenschilddrüsen

Hypoparathyreoidismus. Seit ALBRECHT (1924) auf das Vorkommen einer Stauungspapille bei diesem Krankheitsbild hingewiesen hat, wird die Literatur über das Thema Gehirnödem tetanischen Ursprungs ständig bereichert. Bei Kindern kann es in solchen Fällen zur Diastase der Schädelnähte kommen.

In gewissen Fällen ist röntgenologisch eine Verkalkung der Basalganglien nachweisbar.

Außer den sog. idiopathischen Fällen kommen auch heute noch postoperative Hirnödeme nach Strumektomie vor. Epileptiforme Anfälle sowie Stauungspapille machen auf diese Komplikation aufmerksam.

Der Nachweis einer Hypokalzämie ermöglicht meist die richtige Diagnose. Dihydrotachysterol (AT 10) bewährt sich bei der Behandlung des Hypoparathyreoidismus.

Hypophysäre Krankheitsbilder

Bei der Entwicklung eines Hirnödems im Rahmen bestimmter Krankheitsbilder spielen Erkrankungen der Hypophyse und des Dienzephalons eine Rolle.

Auch bei der Hyperostosis frontalis interna lassen Kopfschmerzen und Drucksella an ein Hirnödem denken. Die Ausschließung eines Kraniopharyngeoms oder einer Geschwulst des Zwischenhirns kann unter Umständen schwierig sein.

Der sog. *hypophysäre Infantilismus* (Lorain-Levisches Syndrom) beruht auf einer kongenitalen Anomalie des hypophysär-hypothalamischen Systems, die entweder auf entzündliche Vorgänge oder eine Geschwulst zurückgeht. Der Nanismus ist proportioniert; nicht selten tritt Obesität auf. Auch die Hormonproduktion der Nebennieren, Nebenschilddrüsen und der Sexualorgane ist unzureichend. In einzelnen Fällen konnten Hemianopsie und intrakraniale Drucksteigerung beobachtet werden.

Ein anderes *dienzephales Krankheitsbild* unbekannter Ätiologie besteht in dem gleichzeitigen Vorhandensein von Adipositas, Hyperthermie, Oligomenorrhoe und Parotissyndrom. Die Beteiligung des Zentralorgans manifestiert sich in Schlafstörungen und psychischen Veränderungen (z. B. Melancholie). Wegen der beiderseitigen schmerzhaften Anschwellung der Ohrspeicheldrüse und des periodischen Auftretens der Symptome läßt sich vielleicht auch dieses Krankheitsbild den lymphogenen Enzephalopathien zuordnen.

Sonstige Stoffwechselstörungen

Im Zusammenhang mit den Stoffwechselstörungen müssen wir das Hirnödem erwähnen, das in Verbindung mit Adipositas auftritt. Das Pickwick-Syndrom (s. S. 93) entwickelt sich meist im fünften Lebensjahrzehnt.

Auch im jugendlichen Alter – vor oder kurz nach der Pubertät – kann man bei Adipositas einen Stauungsfundus mit Kopfschmerzen, ohne sonstige neurologische Symptome beobachten. Die zerebrale Angiographie und auch die Pneumenzephalographie ergeben nichts Krankhaftes. MÁTTYUS und BOHÁR (1966) wiesen anhand von 13 eigenen Fällen darauf hin, daß dieses, übrigens günstig verlaufende Bild keineswegs so selten ist, wie man es aufgrund der Literatur annehmen würde. Bezüglich seiner Entstehung ist der herabgesetzten Funktion des Hypophysen-Nebennierensystems eine gewisse Rolle beizumessen. Die Autoren erwägen als Ursache eine mangelnde ACTH-Mobilisierung.

Das Auftreten von Hirnödem beim *hypoglykämischen Koma* ist genügend bekannt.

Die *Hypophosphatasie* ist eine Erbkrankheit, die mit kongenitaler Hyperkalzämie einhergeht und auf den Mangel an alkalischer Phosphatase zurückzuführen ist. Sie ist durch Wachstumsstörungen, Weichheit der Knochensubstanz und eine an Rachitis erinnernde Konstitution gekennzeichnet. Der gesteigerte intrakraniale Druck macht sich bei Säuglingen durch weite Fontanellen, später durch Sprengung der Schädelnähte bemerkbar.

Bei der *Rachitis* weisen Vorwölbung der Fontanellen, Vergrößerung des Schädelumfangs und später eine Stauungspapille auf die Erhöhung des Schädelinnendruckes hin. Epileptische Anfälle können in einen Status epilepticus übergehen und zum Tode führen. Mitunter ergibt die Obduktion subdurale oder intrazerebrale Blutungen als Grundlage der Hypertension.

Allergisches Hirnödem

In nicht wenigen Fällen kann ein Hirnödem durch allergische Vorgänge ausgelöst und unterhalten werden. Angeführt sei die Beobachtung NAUMANS (1956), nach der bei einem 15jährigen Patienten heftiger Kopfschmerz, Sehstörung, Stauungssymptome, Erbrechen sowie psychische Störungen nach Abgang der Ascaris lumbricoides beinahe sofort sistierten. Bei Helminthiasis sind allergische zerebrale Komplikationen übrigens auch nicht selten.

Hirnschwellung unbekannter Ätiologie

Das Erfahrungsgut jeder Nervenabteilung enthält Stauungsbefunde, bei denen die Art und die Ursache sich mit keiner der heute gehandhabten diagnostischen Methoden klären ließen.

In unserem eigenen Material, gesammelt in einem Zeitraum von 15 Jahren, befinden sich 15 derartige Fälle. Diese müssen wir in einer eigenen Gruppe zusammenfassen, da trotz eines langen Verlaufs von mehreren Monaten bis zu 12 Jahren in 11 Fällen eine Heilung und in 4 Fällen eine Besserung eintraten. Weiterhin war der Mehrzahl dieser Fälle gemeinsam, daß eine dehydrierende Behandlung eine zeitweilige oder gar endgültige Heilung erbracht hat. In einem Fall trat die Genesung nach intravenösen Pyramidoninjektionen ein. In 2 Fällen dürfte die Pneumoenzephalographie den Anstoß zur Heilung gegeben haben. Betont sei, daß das gutartige Gehirnödem unbekannter Ätiologie sowohl von uns als auch nach den Angaben im Schrifttum vorwiegend im jugendlichen Alter beobachtet wurde.

Wenn wir jedoch bedenken, daß GLETTENBERG (1937) über zwei Kranke berichten konnte, bei denen erst nach 20- bis 30jähriger Beschwerdefreiheit beim Wiederauftreten der Symptome ein Tumor entdeckt wurde, dürfen wir bei den »Pseudotumoren« den Verdacht auf eine Geschwulst nicht ohne weiteres fallen lassen. Angaben der neurochirurgischen Literatur mahnen ebenfalls zu äußerster Vorsicht. Wenngleich bei Hirntumoren in engerem Sinne eine Latenz von mehreren Jahrzehnten zu den seltensten Ausnahmen gehört, beobachtet man gelegentlich, daß z. B. Dermoide lange symptomlos bleiben können.

Zu den bestürzenden nervenärztlichen Erfahrungen gehört es, daß nach Erhebung eines Liquorbefundes, der normal ist oder eine Zellvermehrung und Eiweißerhöhung enthält, sowie eines normalen pneumoenzephalographischen Befundes ein bis zwei Jahre später doch ein Hirntumor entdeckt wird. Man ist versucht, von *falschen* Pseudotumoren zu sprechen.

Daher ist es unsere Pflicht, verdächtige Fälle von Zeit zu Zeit einer Kontrolluntersuchung zu unterziehen.

Bei Betrachtung der vielfältigen Pathophysiologie des Hirnödems haben wir die Bedeutung von metabolischen und hormonalen Störungen, Enzymanomalien sowie Störungen des Wasser- und Elektrolythaushaltes kennengelernt. Von der weiteren Erforschung dieser Faktoren erwarten wir Fortschritte in der Therapie.

Schrifttum

Aita, J. A.: Neurologic Manifestations of General Diseases. Thomas, Springfield/Ill. 1964, p. 1—921.

Albrecht, H.: Stauungspapille bei nicht-tumorösen Hirnprozessen. Fischer, Jena 1964, p. 1—94.

Andrásofszky, T.: Zbl. Neurochir. *9*, 6—18 (1949).

Creutzfeldt, O. D.: Fortschr. Neurol. Psychiat. *29*, 529—549 (1961).

Bailey, P.: Die Hirngeschwülste. Enke, Stuttgart 1951.

Biemond, A.: Psychiatr. Bl. *46*, 424—426 (1942).

Baló, J.: Magyar Orvosi Archivum *28*, 108 (1927). — Arch. Neurol. and Psychiat. *19*, 242 (1928).

Baló, J.: Die Erkrankungen der weißen Substanz des Gehirns und des Rückenmarks. Acta Univ. Szeged. Sect. Med. *10*, fasc. I. — Barth, Leipzig; Eggenberger, Budapest 1940, p. 1—159.

Bammer, H. G., und Mitarb.: Zukunft der Neurologie. Thieme, Stuttgart 1968, p. 1—262.

Bodechtel, G., und Mitarb.: Differentialdiagnose neurologischer Krankheitsbilder. 2. Aufl., Thieme, Stuttgart 1963, p. 1—975.

Bogaert, L. van, und Mitarb.: Cerebral Lipidoses. Blackwell, Oxford 1957.

Bogaert, L. van: Zbl. Neurochir. *19*, 303 (1959).

Bollack, David, und Puech: Les arachnoïdites optochiasmatiques. Masson, Paris 1937.

BRAIN, R.: Recent Advances in Neurology and Neuropsychiatry. VI. Aufl., Churchill, London 1955.
BRUCHER und MATTHIJS: Acta neurol. belg. *60*, 943—945 (1960).
CAMERON, I.: Brit. J. Ophthal. *17*, 167 (1933).
CONTO, B.: Rev. de Neuro-psiquiat. *26*, 337 (1963).
DEREUX, I.: J. belge Neurol. Psychiat. *35*, 729—732 (1936).
EHLERS, H.: Zit. bei ALBRECHT, H.: Stauungspapille bei nicht-tumorösen Hirnprozessen. Fischer, Jena 1964.
ENGELHARDT, H., und Mitarb.: Nervenarzt *24*, 370—376 (1953).
FISCHER und BRÜGGE: Acta neurochir. (Wien) II. *1*, 36 (1951).
FOLEY, J.: Benign form of Intracranial Hypertension. »Toxic« and Otitic Hydrocephalus. Brain *78*, 1—41 (1955).
FORD, F. R.: Diseases of the Nervous System in Infancy, Childhood and Adolescence. 4. Aufl., Thomas, Springfield/Ill. 1960.
FÖLDI, M., RUSZNYÁK, L., und SZABÓ, GY.: Acta med. Acad. Sci. hung. *3*, 259 (1952).
FÖLDI, M., und Mitarb.: Acta paediat. Acad. Sci. hung. *8*, (1967).
FÜNFGELD, E.: Zbl. inn. Med. *55*, 24 (1934).
GEHUCHTEN, P. VAN: J. belge Neurol. Psychiat. *39*, 507—516 (1939).
GLEES, P.: Morphologie und Physiologie des Nervensystems. Thieme. Stuttgart 1957, p. 1—445.
GLESS, M.: Fortschr. Neurol. Psychiat. 448 (1953).
HUBER, A.: Augensymptome bei Hirntumoren. Huber, Bern—Stuttgart 1956, p. 1—404.
HESS, W. R.: Das Zwischenhirn. Schwabe u. Co., Basel 1949, p. 1—187.
HIRANO, A., und Mitarb.: Brain *84*, 642—661 u. 662—679 (1961).
HOLZ, G.: Augenhintergrundveränderungen bei »Kollagenkrankheit«. Zit. bei ALBRECHT, H.: Stauungspapille bei nicht-tumorösen Hirnprozessen. Fischer, Jena 1964, p. 1—94.
HORÁNYI, B.: Orv. Hetil. 20 (1953).
HUHN, A.: Die Thrombosen der intrakraniellen Venen und Sinus. Schattauer, Stuttgart 1965.
KIRCHHOFF, H., und KRÄUBIG, H.: Toxoplasmose. Thieme, Stuttgart 1963.
KNÜTTER, H. I.: Berl. Med. *9* (1958). Zit. bei ALBRECHT, H.: Stauungspapille bei nicht-tumorösen Hirnprozessen. Fischer, Jena 1964.
KÖRNYEY, ST.: Z. Neurol. *149*, (1933).
KÖRNYEY, ST.: Histopathologische und klinische Symptomatologie der anoxisch-vasalen Hirnschädigung. 2. Aufl., Akadémiai Kiadó, Budapest 1955.
KRAYENBÜHL, H., und NOTO, G.: Das intrakranielle subdurale Haematom. Huber, Bern 1949.
KRAYENBÜHL, H.: Schweiz. med. Wschr. *89*, 191—195 (1959).
KRETSCHMER, E.: Z. ges. Neurol. Psychiat. *169*, 576—579 (1940).
LINDAU, A.: Acta path. microbiol. scand., Suppl. I. *128*, (1926).
LÜTHY, F., und BISCHOFF, A.: Acta neuropath. (Berl.) *1*, 113—134 (1961).
MERREM, G.: Lehrbuch der Neurochirurgie. 2. Aufl., VEB Verlag Volk und Gesundheit, Berlin 1964.
MOLLARET, P., und Mitarb.: Rev. Neurol. *98*, 341—357 und *99*, 241—263 (1958).
MOLLARET, P., und Mitarb.: Presse méd. *67*, 2225—2227 (1959).

MUMENTHALER, M.: Neurologie für Ärzte und Studenten. 2. Aufl., Thieme, Stuttgart 1969. (Daselbst weitere Literatur).

NONNE, M.: Über Fälle von Symptomenkomplex »Tumor cerebri« mit Ausgang in Heilung (Pseudotumor cerebri). Dtsch. Z. Nervenheilk. *27*, 1698 (1904).

O'CONNOR, J. F., und MUSHER, D. M.: Arch. Neurol. (Chic.) *14*, 157—164 (1966).

ORTHNER, H., und ROSNER, R.: Dtsch. Z. Nervenheilk. *187*, 1—24 (1965).

PFALTZ, C. R., und Mitarb.: Arch. Ohr.-, Nas.- u. Kehlk.-Heilk. *179*, 141—158 (1961).

PFEIFFER, J.: Wld Neurol. *3*, 580—597 (1962).

PETTE, H.: Dtsch. Z. Nervenheilk. *171*, 261—274 (1954).

REICHARDT, M.: Das Hirnödem. Handbuch der speziellen pathologischen Anatomie und Histologie. Bd. 13, 1. Teil, Springer, Berlin 1957.

ROBERT, F.: Arch. Neurol. (Chic.) *7*, 442—449 (1962).

ROSSNER, H., und ORTHNER, H.: Fortschr. Neurol. Psychiat. *34*, 1—38 (1966).

SCHALTENBRAND, G., und Mitarb.: Spezielle neurologische Untersuchungsmethoden. Thieme, Stuttgart 1968, p. 1—193.

SILVERSTEIN, A., und Mitarb.: Arch. Neurol. (Chic.) *12*, 1—11 (1965).

SIMPSON, T.: Brit. med. J. *2*, 639 (1948).

SPATZ, H., und Mitarb.: Nervenarzt *7*, 425 (1934).

STEMMERMANN, W.: Dtsch. med. Wschr. *17*, 679 (1955).

STOCHDORPH, O.: Arch. Psychiat. Nervenkr. *181*, 101 (1949).

SUCHENWIRTH, R.: Nervenarzt *32*, 516—518 (1961).

SYMONDS, CH.: Zit. in GREENFIELD, I. G.: Neuropathology. Arnold, London 1963.

TÖBEL, F.: Arch. Psychiat. Nervenkr. *185* (1950).

WILLIAMS, H. M., und Mitarb.: Neurologic Complications of Lymphomes and Leukemias. Thomas, Springfield/Ill. 1959.

ZIEGLER, D. K., und Mitarb.: Arch. Neurol. (Chic.) *12*, 472—478 (1965).

ZÜLCH, K. J.: Die Hirngeschwülste. 2. Aufl., Barth, Leipzig 1956.

VI. Zerebrovaskuläre Symptome bei inneren Krankheiten

von

Iván Dénes

An akute zirkulatorische Erkrankungen des Gehirns (Hirnblutung, Gefäßverschluß) denkt man in erster Linie, wenn plötzlich zerebrale Symptome auftreten. In einer beträchtlichen Anzahl der Fälle steht aber die zerebrale Kreislaufstörung mit einer inneren Erkrankung in Zusammenhang.

Vorübergehende Kreislaufstörungen des Gehirns und akute Manifestationen von Krankheiten der Hirngefäße haben im wesentlichen die gleiche Symptomatologie. Auch die Anamnese ist weder für die einen noch für die anderen charakteristisch; es werden gewöhnlich Kopfschmerzen, Schwindelanfälle und Gedächtnisstörungen – bekannt als Windscheidsche Trias – genannt. Sowohl die zerebralen Kreislaufstörungen kardiovaskulären Ursprungs als auch die primären zerebralen vaskulären Katastrophen kommen am häufigsten bei älteren, arteriosklerotischen Individuen vor.

Besonders wenn der physikalische und sonstige Befund der inneren Organe nur geringfügige Abweichungen im Verhältnis zum neurologischen Krankheitsbild bietet, bezieht man dieses gern auf einen der akuten vaskulären Gehirnprozesse und richtet die Behandlung nach dieser Annahme aus.

Für die Therapie ist es jedoch von grundlegender Wichtigkeit, ob eine kardiovaskuläre Erkrankung oder aber ein lokaler intrakranialer Gefäßprozeß dem zerebralen Krankheitsbild zugrunde liegt. Wenn die Hirngefäße sklerotisch oder anderweitig erkrankt sind, ihre Erkrankung jedoch neuropsychiatrisch latent bleibt, kann bereits eine geringfügige Verminderung der Hirndurchblutung, bewirkt durch eine Verschlechterung des allgemeinen Kreislaufs, schwere zerebrale Symptome erzeugen.

Bei diesen Prozessen lassen sich oft Blutdruckveränderungen feststellen. Der hohe Blutdruck ist allerdings in vielen Fällen *Folge* einer Hypoxie des Gehirns, die ihre Ursache in einer inneren Erkrankung hat. Wenn wir dann eine Hirnblutung annehmen und, anstatt den allgemeinen Kreislauf zu bessern, den Blutdruck herabsetzen, kommt es zu einer weiteren Verschlechterung der Blutversorgung und zu einem endgültigen Gewebsschaden im Gehirn.

Bleibt es unklar, ob eine örtliche zerebrale Gefäßschädigung oder aber die allgemeinen Kreislaufverhältnisse für die akute Entstehung eines neuropsychiatrischen Syndroms verantwortlich sind, so ist es angebracht, Herzmittel zu verabreichen. Strophanthin kann durch Besserung des allgemeinen Kreislaufs und Förderung des venösen Abflusses aus der Schädelhöhle günstig wirken.

Bekanntlich ist ein Gefäßverschluß keine Vorbedingung für die Hirnerweichung. Weder vorangehende Beschwerden und leichte Symptome noch das Auftreten ausgeprägter Fokalsymptome entscheiden zugunsten der Annahme einer Erweichung. Eine Hypoxydose des Hirngewebes kann ohne ausgeprägte Parenchymschädigung zu – allerdings reversiblen – neurologischen Symptomen führen.

Infolge von lokalen Gefäßveränderungen haben die rechts- und linksseitige Karotis an der Versorgung der Hemisphären oft einen unterschiedlichen Anteil. Ferner kann man in etwa 20 bis 30% der Fälle mit der Variabilität der intrakranialen Gefäße rechnen (Ursprung beider Aa. cerebri ant. aus derselben Karotis, der A. cerebri post. aus der Karotis). Hierdurch kann unter gewissen Bedingungen auf Grund kardiogener Faktoren eine lokale zerebrale Kreislaufstörung entstehen, die sich in Fokalsymptomen äußert.

Bei zahlreichen Stoffwechsel- und Atemstörungen ist das p_H verändert. Seine Verschiebung beeinflußt den zerebralen Stoffwechsel, was sich klinisch in Bewußtseinstrübung, Verwirrtheit, Unruhe und gelegentlich in Herdsymptomen manifestiert.

Das menschliche Gehirn braucht die Versorgung mit 750 ml Blut, 45 ml Sauerstoff und 0,1 g Traubenzucker in der Minute. Wenn die arterielle Sauerstoffsättigung auf 40 bis 55% absinkt, tritt Erregtheit, wenn sie nur 30 bis 40% beträgt, treten reversible Fokalsymptome auf. Die Verminderung der Durchblutung führt infolge einer Verschlechterung der zerebralen Stoffwechselvorgänge gleichfalls zu neurologischen Symptomen. Bei einer Gefäßerkrankung, bei der Kreislauf und Stoffwechsel des Gehirns noch eben ausreichend sind, können diese durch eine Erkrankung der inneren Organe so ungünstig beeinflußt werden, daß neurologische Symptome auftreten. Die auslösenden Faktoren sind nicht immer leicht festzustellen; unser Augenmerk wird eher auf die mitunter nicht allzu schweren neurologischen Symptome gerichtet. Periodisches Auftreten von zerebralen Symptomen, die ohne oder auf einfache medikamentöse Behandlung verschwinden, macht uns auf eine intermittierende Störung der Hirndurchblutung aufmerksam. Diese verlangen eine sorgfältige Untersuchung und eine Therapie, die man frühzeitig einleiten und auch in beschwerdefreien Intervallen fortführen muß.

Nach BERNSMEIER bewirkt ein Wechsel des systolischen Blutdrucks zwischen 170 und 70 mmHg bei intaktem zerebralem Kreislauf keine wesentliche Verminderung der Hirndurchblutung. Kompensierende Faktoren (Sinus-caroticus-Reflex, Veränderungen der Gefäßweite, Inanspruchnahme von »Reservekapillaren«) vermögen die zur Funktion des Gehirns nötige Blutversorgung auch bei diesen Veränderungen des allgemeinen Blutdrucks zu sichern. Bei Herz- und Gefäßveränderungen dagegen genügen diese kompensierenden Mechanismen nicht, bzw. erschöpfen sie sich infolge der ständigen Beanspruchung.

Bei der Arteriosklerose büßt die zerebrale Durchblutung ihre relative Selbständigkeit ein und wird, entsprechend dem Grad der pathologischen Veränderungen, zunehmend vom systematischen Blutdruck abhängig. Der Druck in der Arteria centralis retinae sinkt trotz Erhöhung des systematischen Blutdrucks. Man nimmt an, daß der Druck in den Hirnarterien sich ähnlich dem retinalen verhält.

Bei gewissen Krankheiten können Faktoren vorhanden sein, die die Entstehung einer Hypoxydose begünstigen. Unter solchen Bedingungen reicht manchmal eine interkurrente Erkrankung der inneren Organe aus, um die Symptomatik einer zerebrovaskulären Katastrophe auszulösen.

Für die ärztliche Praxis sind folgende Erkrankungen von Bedeutung:

1. Zerebrale Kreislaufstörungen infolge verminderter Durchblutung

Schock, Kollaps
Exsikkose, Störungen des Wasser- und Elektrolythaushaltes
akute Herzinsuffizienz
Reizbildungs- und Reizleitungsstörungen
Myokardinfarkt
Aneurysmen der großen extrakranialen Gefäße
Stenose der großen Gefäße
Störungen des Karotiskreislaufs
Subclavian steal-Syndrome
hochgradige Erniedrigung des arteriellen Blutdrucks
hochgradige Erhöhung des arteriellen Blutdrucks

2. *Innere Erkrankungen, die zerebrovaskuläre Veränderungen zur Folge haben*
   - Erkrankungen der Blutbildungsorgane
     - Anämien
     - hämorrhagische Diathesen
     - lymphoproliferative Erkrankungen
     - Dysproteinämien
     - Autoimmunkrankheiten
     - Geschwülste der inneren Organe
3. *Störungen der Sauerstoffversorgung*
   - Veränderte Zusammensetzung der Luft
   - Verminderter Gasaustausch
     - Asthma bronchiale
     - Emphysem
     - akute entzündliche Vorgänge der Luftwege
     - Cor pulmonale
4. *Stoffwechselstörungen und Störungen der neurohumoralen Steuerung*
   - Hyperglykämisches Koma
   - Hypoglykämie
   - Leberkrankheiten
   - Hyperthyreose
   - Hypothyreose
   - Nierenkrankheiten
5. *Intoxikationen*

Die Übersicht erstreckt sich nicht auf alle extrazerebralen Faktoren, die Symptome zerebrovaskulärer Schädigungen hervorrufen können; geeignet ist dafür jeder Prozeß, der mit einer Hypoxydose des Gehirns einhergeht.

Zerebrale Kreislaufstörungen infolge verminderter Durchblutung

Schock und Kollaps

Bei jüngeren Menschen sind die Symptome dieser Zustände auffallend, und der sekundäre Charakter der neurologischen Zeichen ist unschwer erkennbar. Bei älteren Patienten, deren Schmerzgefühl und Reaktionsbereitschaft verringert sind, äußert sich die den Schock oder Kollaps auslösende Grundveränderung mitunter nur in wenigen Symptomen. Bewußtseinsstörung, psychomotorische Unruhe und zerebrale Fokalsymptome können die Szene beherrschen, so daß man zunächst an einen primären zerebrovaskulären Vorgang denkt.

Das Auftreten von Fokalsymptomen hängt weitgehend davon ab, ob die Blutversorgung einzelner Hirngebiete bereits vorher beeinträchtigt war und diese möglicherweise daher schon eine Schädigung erlitten haben, ohne allerdings den Grad einer klinischen Manifestation erreicht zu haben.

Diese Gesichtspunkte sind auch für Narkoseschäden zu beachten.

Ein 75jähriger Arteriosklerotiker wird mit Bewußtseinsstörung, Unruhe und rechtsseitiger Hemiparese eingeliefert. Systolischer Blutdruck 70 mmHg, Puls 68/Min. Laut Angaben der Angehörigen erkrankte der Patient plötzlich bzw. klagte vorher nur über Schwindelgefühl. Physikalische Krankheitszeichen ließen sich an den Bauchorganen nicht feststellen. Am wahrscheinlichsten erschien ein Kollaps mit sekundärer zerebraler Auswirkung. Die Röntgenuntersuchung ließ eine Magenperforation erkennen, welche die starke Blutdrucksenkung und die konsekutiven neurologischen Symptome erklärte. Die Hemiparese entstand wohl auf dem Boden einer bereits bestehenden vaskulären Erkrankung infolge der akuten Kreislaufinsuffizienz.

Exsikkose, Störungen des Wasser- und Elektrolythaushaltes

Bei Säuglingen und älteren Menschen kann die Exsikkose schwere allgemeine und neurologische Symptome hervorrufen. Bei geschädigtem zerebralem Kreislauf vermag sie infolge Verminderung des Minutenvolumens die Durchströmung des Gehirns herabzusetzen. Die häufigsten Symptome sind Verwirrtheit, psychomotorische Unruhe, Adynamie und Tremor. Lähmungen können vorkommen.

Ein 72jähriger Mann wird in komatösem Zustand mit spastischer Tonussteigerung der Extremitäten und Nackensteifigkeit eingeliefert. Blutdruck 200/100 mmHg. Am wahrscheinlichsten schien zunächst die Annahme einer subarachnoidalen Blutung. Da sich aber bei der Lumbalpunktion wasserklarer Liquor unter niedrigem Druck entleerte, mußte man an einen Ventrikelkollaps denken. Diesen führten wir auf die anamnestisch erwähnte und auch von uns beobachtete Diarrhoe zurück. Während die anfänglich eingeleitete, auf das Kreislaufsystem abzielende Behandlung ergebnislos blieb, brachten Enteroseptol und Infusionen Erfolg.

Störungen des Wasser- und Elektrolythaushaltes können bei Individuen mit geschädigtem Gefäßsystem Herdsymptome auslösen

(s. S. 202). Die Störung des Elektrolytgleichgewichts beeinflußt den zerebralen Kreislauf ungünstig; ihre schädliche Wirkung auf das Reizbildungssystem des Herzens gefährdet die Leistungsfähigkeit des Herzmuskels.

Akute Herzinsuffizienz

Bei Herzkranken soll man beim Auftreten von neurologischen Symptomen zunächst an eine *Hirnembolie* denken. In jüngerem Alter ruft eine akute Herzinsuffizienz auch Herdsymptome hervor; jedoch selten. Desorientiertheit und psychomotorische Unruhe als Folge allgemeiner Hypoxie sind aber auch bei jüngeren Patienten häufig. Da die Symptome der inneren Erkrankung klar zu erkennen sind, weiß man um die sekundäre Natur der neurologischen Symptome. Bei der Dekompensation kardiosklerotischen Ursprungs sind jedoch die neurologischen Symptome oft die auffälligeren. Eine Tachykardie fehlt gewöhnlich infolge der verminderten Blutversorgung des Reizbildungs- und Reizleitungssystems, auch die sonstigen Dekompensationszeichen können nur wenig ausgeprägt sein.

Reizbildungs- und Reizleitungsstörungen

Die Rolle der kardialen Reizbildungs- und Reizleitungsstörungen bei der Entstehung neurologischer Symptome ist bekannt. Oft steht auch bei diesen Grundkrankheiten der Verdacht auf eine zerebrale vaskuläre Katastrophe im Vordergrund. Die Verringerung des Minutenvolumens kann zerebrale Störungen hervorrufen bzw. Symptome einer bereits vorhandenen zerebralen Gefäßschädigung deutlicher hervortreten lassen.

Bei einem 70 Jahre alten Mann ging nach einem länger dauernden sinuaurikulären Block die linksseitige Extremitätenparese in eine vollkommene Lähmung über. Die Behebung des Blocks erzielte zugleich den Rückgang der Lähmung auf den vorherigen stationären Grad. Bei erneutem Block und linksseitiger Hemiplegie nach einigen Monaten ergab die Karotisangiographie einen vollständigen Verschluß der rechtsseitigen Carotis interna. Seine geringfügige Manifestation bei normaler Herztätigkeit beweist, daß dabei eine kollaterale Versorgung der rechten Hemisphäre ausreichend war. Der Karotissiphon füllte sich aus der Carotis externa durch die Aa. angularis und ophthalmica (Abb. 9, s. Anhang).

Es ist wichtig zu betonen, daß Reizbildungs- und Reizleitungsstörungen neurologische Fokalsymptome erzeugen können. Solche neurologischen Krankheitsbilder führt man oft auf zerebrale Angiospasmen zurück und verordnet deshalb gefäßerweiternde Mittel, die jedoch u. U. ein unerwünschtes Absinken des Blutdrucks bewirken.

Myokardinfarkt

Seine internistischen Symptome sind bei jüngeren Individuen in der Mehrzahl der Fälle charakteristisch und lassen die sekundäre Natur etwaiger neurologischer Fokalsymptome erkennen. Bei bejahrten Kranken können jedoch, wie auf S. 107 erwähnt, infolge der verminderten Schmerzempfindung und Reaktionsbereitschaft die neurologischen Fokalsymptome ausgeprägter sein als die internistischen Krankheitszeichen.

Aneurysmen der großen extrakranialen Gefäße

Die umschriebenen Erweiterungen der Aorta und ihrer Hauptäste können lange Zeit beschwerde- und symptomenfrei bzw. symptomenarm bestehen, falls der allgemeine Kreislauf gut ist. Wenn aber die Kompensationsmechanismen versagen, die Leistungsfähigkeit der Herzmuskulatur abnimmt, oder andere Faktoren das Minutenvolumen verringern, äußern sich Aneurysmen der Aorta, A. subclavia oder A. carotis communis infolge der Verschlechterung des allgemeinen Kreislaufs möglicherweise in neurologischen Komplikationen. Das Erkennen der Gefäßveränderung kann durch ein Geräusch über dem Herzen, im Supraklavikularbereich und am Halse erleichtert werden.

Ein 54jähriger Mann klagte über zeitweiliges Taubheitsgefühl in der rechten Gesichtshälfte und in den Armen und Beinen sowie über Ungeschicklichkeit der linksseitigen Extremitäten. Die Beschwerden wurden längere Zeit als psychogen aufgefaßt, bis aufgrund eines über der A. subclavia hörbaren und registrierten systolisch-diastolischen Geräusches und des Aortographiebefundes ein — wahrscheinlich kongenitales — Aneurysma der A. subclavia festgestellt wurde. Unsere Annahme, daß die Symptome einer Verschlechterung des allgemeinen Kreislaufs zuzuschreiben wären, wurde dadurch gestützt, daß nach entsprechender kardialer und gefäßerweiternder Medikation der Kranke beschwerdefrei wurde.

Stenose der großen Gefäße

Die Einengung der Aorta, der A. subclavia und des Truncus brachiocephalicus führt bei jungen Individuen selten, bei Arteriosklerotikern mit bereits erfolgter Beeinträchtigung des allgemeinen Kreislaufs dagegen häufiger zu neurologischen Komplikationen. Charakteristische Zeichen des Aortenbogensyndroms und der Einengung der A. subclavia sind fadenförmiger Puls und niedriger Blutdruck sowie Taubheitsgefühl der oberen Extremität. Zur Sicherung der Diagnose trägt ein starkes systolisches Geräusch in der Gegend jener Gefäße bei.

Störungen des Karotiskreislaufs

Sowohl Stenosen als auch Aneurysmen der Karotis können neurologische Symptome verursachen. Die intrakranialen Aneurysmen der Carotis interna finden in der Differentialdiagnose vaskulärer Krankheitsbilder meist Berücksichtigung, während an Erkrankungen in ihrem extrakranialen Verlauf zu selten gedacht wird.

Von den *Untersuchungsmethoden*, deren Ergebnis den diagnostischen Gedankengang lenken kann, sind die Palpation und Auskultation der Karotis auch durch den praktischen Arzt anwendbar.

Der Tastbefund ist allerdings nicht immer entscheidend. Bemerkenswert ist aber, daß beim Verschluß der Carotis interna manche Patienten eine deutliche Druckempfindlichkeit angeben. Wichtig ist es auch zu wissen, daß die Carotis communis mitunter auf der kranken Seite stärker gefüllt ist. Bei der Palpation tastet man gelegentlich den starren, sklerotischen Gefäßabschnitt als harten Strang. Selten kommt eine gesteigerte Pulsation der A. subclavia an der erkrankten Seite zur Beobachtung.

Ein systolisches Geräusch bei der Auskultation über den Karotiden weist auf ihre Einengung bzw. auf eine von außen erfolgende Kompression, und ein starkes systolisch-diastolisches Geräusch spricht für ein Aneurysma der Carotis communis. Einen charakteristischen Auskultationsbefund bei Verschluß des Gefäßes gibt es nicht. In nur wenigen Fällen ist über der gleichseitigen Carotis externa, häufiger über der Carotis communis der anderen Seite, ein systolisches Geräusch hörbar. Dieses ist wahrscheinlich Zeichen einer kompensierenden Strömungssteigerung.

Geräusche über den Karotiden beider Seiten sind durch allgemeine Kreislaufverhältnisse bedingt und Zeichen einer Zirkulationsbeschleunigung.

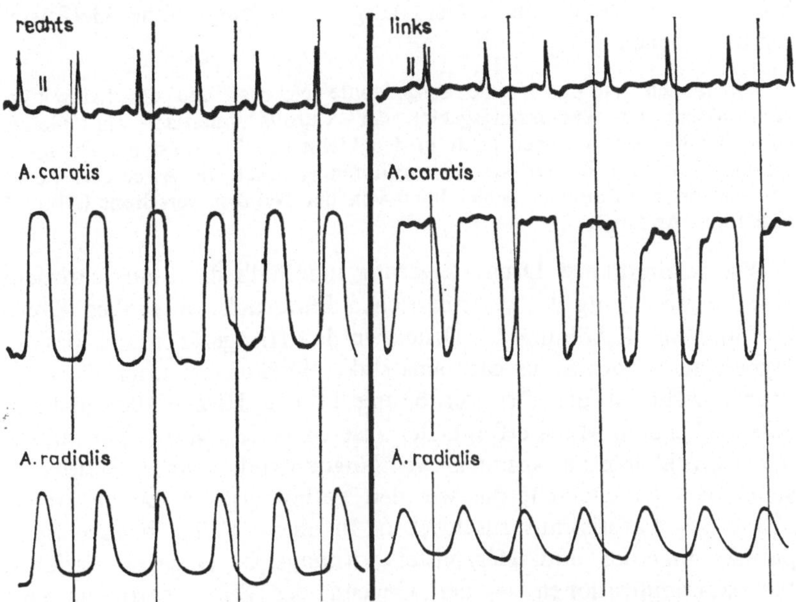

Abb. 10. **Pulskurve der rechten und linken Carotis communis eines 70jährigen Patienten mit rechtsseitiger Hemiparese. Hochgradige Verlängerung der Spitzenzeit der linken Karotis**

Entscheidend für die Diagnose der Karotisinsuffizienz sind die Pulskurve der Carotis communis (Abb. 10) und vor allem die Angiographie (Abb. 11, s. Anhang).

Eine verbreitete, allerdings nicht ungefährliche Untersuchungsmethode stellt der Karotisdruckversuch dar, wobei die Carotis communis und Carotis interna durch Fingerdruck komprimiert werden. Auf der Seite der Läsion erzeugt dieser verschwommenes Sehen und Schwindelgefühl ipsilateral sowie Taubheitsgefühl und Ungeschicklichkeit der Extremitäten kontralateral.

Grundlage von Kreislaufstörungen der Karotis sind traumatische Veränderungen, Gefäßprozesse, Aneurysmen und Druck durch Neubildungen in der Umgebung.

Das *neurologische Bild* ist nur in einer kleinen Anzahl der Fälle charakteristisch. Der Verdacht auf die Karotisinsuffizienz wird durch intermittierende Lähmungen, Sensibilitäts-, Sprach- und psychische Störungen erweckt. Ein letaler Ausgang ist auch ohne Gefäßverschluß möglich.

Wir fanden autoptisch eine ausgedehnte Nekrose und ein halbseitiges Gehirnödem im Versorgungsgebiet der Carotis interna; ein Gefäßverschluß ließ sich dagegen auch in den kleineren Karotisästen nicht nachweisen. Das dem Basilarissystem zugehörende, durch die A. cerebri posterior versorgte okzipitale Gebiet blieb von der Nekrose verschont (Abb. 12 und 13, s. Anhang).

Wie bekannt, löst Drucksteigerung innerhalb des Sinus caroticus eine Verminderung des systematischen Blutdrucks im großen Kreislauf und eine Erhöhung des Drucks in den Hirngefäßen aus. Bei der Hyperästhesie des Sinus caroticus sinkt plötzlich der arterielle Blutdruck, während die Druckerhöhung in den Hirngefäßen nicht in entsprechendem Maße erfolgt. Bei unseren Patienten mit Thrombose der Carotis interna konnten wir langdauernde starke Blutdrucksenkungen beobachten, die wir den pathologischen Druckverhältnissen des Karotissinus zuschrieben. In diesen Fällen blieben Sympathikomimetika und Herzmittel wirkungslos. Dagegen erzielten Novokaininfiltrationen in der Gegend des Sinus caroticus eine Erhöhung des systematischen Blutdrucks und Hand in Hand damit eine Besserung der neurologischen Symptomatik.

Nicht nur der Grad der Karotisveränderung ist für die Auslösung der neurologischen Symptome ausschlaggebend, wichtig sind vor allem die allgemeinen Kreislauffaktoren. Bei der Einengung der Karotis können bei bis dahin beschwerdefreien Individuen nach Verschlechterung der allgemeinen Kreislaufsituation schwere neurologische Symptome auftreten, die auf herz- und gefäßerweiternde Mittel günstig reagieren.

Die Hyperästhesie des Sinus caroticus kommt, wie allgemein bekannt, auch ohne Gefäßveränderungen vor. Enger Kragen, Dehnung des Halses, beispielsweise beim Rasieren, können dabei eine zerebrale Kreislaufstörung hervorrufen, die mit einer Bewußtseinsstörung einhergeht.

Subclavian steal-Syndrome

Die anatomische Grundlage des Syndroms besteht in der starken Einengung bzw. im Verschluß der A. subclavia auf der Strecke zwischen dem Aortenbogen und dem Ursprung der A. vertebralis.

Charakteristische Symptome sind erniedrigter Blutdruck, Schwäche, ja Fehlen des Pulses und der Oszillation, Taubheitsgefühl, Ermüdbarkeit und Muskelschwäche, all dies in der gleichseitigen oberen Extremität. Der pathophysiologische Mechanismus besteht in der Umkehr des Kreislaufs in der A. vertebralis, die somit Blut dem Gehirn entzieht. Die englische Bezeichnung *steal* (stehlen) bringt das zum Ausdruck. Die so entstehende Anämie des Gehirns äußert sich in anfallsweise auftretenden Kopfschmerzen, Schwindelgefühl, Sehstörungen, möglicherweise auch in Herdsymptomen wie Hemiparese, Aphasie und Geruchshalluzinationen.

Hochgradige Erniedrigung des arteriellen Blutdrucks

Wenn Gefäßveränderungen bestehen, kann die Erniedrigung des allgemeinen Blutdrucks zerebrale Hypoxie und neurologische Symptome auslösen. In leichten Fällen tritt Erregtheit auf. Beispiel hierfür sind die nächtlichen Verwirrtheitszustände der Arteriosklerotiker. Diese Zustände sind vorwiegend durch Blutdrucksenkung und zerebrale Hypoxie erklärbar; hiermit im Einklang wirken bei ihnen Koffein und Papaverin günstiger als Beruhigungsmittel. Die durch die Blutdrucksenkung bedingte »zerebrovaskuläre Insuffizienz« kann auch eine bleibende Hirnschädigung hervorrufen, namentlich Erweichungen. Diese manifestieren sich gewöhnlich in den frühen Morgenstunden, nach der nächtlichen physiologischen Senkung des Blutdrucks.

Mit ähnlichen Gefahren müssen wir bei der Verabreichung blutdrucksenkender Mittel rechnen. Hierbei sind die Blutdruckwerte frühmorgens um 20 bis 40 mmHg niedriger als die bei Tag gemessenen.

Hochgradige Erhöhung des arteriellen Blutdrucks

Das akute Entstehen zerebraler Symptome in Verbindung mit hohem Blutdruck läßt an eine Gehirnblutung denken.

Auf dem Boden des Hochdrucks entwickelt sich als chronisches Krankheitsbild die *hypertonische Enzephalopathie* mit ihren abwechslungsreichen neurologischen und psychischen Symptomen. Häufige initiale Beschwerden sind Kopfschmerz und Schwindelgefühl. Sprach- und Sehstörungen, Lähmungen und andere Herdsymptome gehören zum Bild dieser Erkrankung; ob sie vorübergehender Natur sind oder bestehen bleiben, hängt vornehmlich davon ab, ob ihnen nur eine transitorische Kreislaufstörung oder eine Blutung bzw. Erweichung zugrunde liegt. Wenn auch selten, so kommen doch epileptische Anfälle bei der hypertonischen Enzephalopathie vor (s. auch S. 62).

Innere Erkrankungen, die zerebrovaskuläre Veränderungen zur Folge haben

Erkrankungen der Blutbildungsorgane

Anämien können nekrotische Herde verursachen, bestimmte seltene Formen, z. B. die Thalassämie, zu Gehirnblutungen führen.

Die *Polyzythämien* rufen oft Kopfschmerzen, Schwindelanfälle, Ohrensausen, Sehstörungen und psychische Symptome hervor. Seltener sind Krampfanfälle. Der Verschluß von Gehirngefäßen sowie subarachnoidale und intrazerebrale Blutungen kommen vor.

Hämorrhagische Diathesen (essentielle Thrombopenie, Thrombozytopenie, Koagulopathien u. dgl.) verursachen nicht selten Blutungen und Gefäßverschlüsse im Gehirn. Wenn sich ähnliche Prozesse auch in anderen Organen abspielen, liegt es nahe, die genannten Grundkrankheiten in Betracht zu ziehen.

Vorwiegend die akuten Formen der *Leukämien* (Leukosen) gehen mit zerebrovaskulären Veränderungen, intrazerebralen, paravasalen Blutungen einher. In chronischen Fällen sind eher Gefäßkompressionen infolge einer Vergrößerung von Lymphknoten bedeutsam.

Bei den *lymphoproliferativen Erkrankungen* (Lymphosarkom, Lymphogranulomatose) können die vergrößerten Lymphknoten durch Kompression der Halsgefäße zerebrovaskuläre Symptome hervorrufen.

Im Gefolge von *Dysproteinämien* begegnet man vaskulären Gehirnkomplikationen. Der Myelomatose, Amyloidose, Makroglobulinämie und Kryoglobulinämie schließen sich gelegentlich Gehirnblutungen an.

Autoimmunkrankheiten können durch vasopathische Veränderungen neurologische Symptome verursachen. Besonders bekannt ist die Beteiligung der Hirngefäße bei der Polyarteriitis nodosa (s. S. 63).

Geschwülste der inneren Organe bewirken vor allem durch Auslösung gewisser Blutungs- und Gerinnungsstörungen zentralnervöse Komplikationen, so beispielsweise der Fibrinogenmangel der Krebskranken u. U. eine Hirnblutung. Gehirnmetastasen bieten nicht selten ein ähnliches Bild wie die zerebrovaskulären Prozesse, zumal die Symptome durch Kompression zerebraler Gefäße bedingt sein können. Zeitweilige Verschlechterung, aber auch Besserung der Symptome kommt gelegentlich vor, wahrscheinlich deshalb, weil die Größe der metastatischen Herde und die Intensität des sie umgebenden Ödems durch zirkulatorische Faktoren beeinflußt werden.

Sehr selten kann die langfristige Einnahme von antikonzeptionellen Mitteln zerebrale vaskuläre Vorgänge verursachen, wahrscheinlich aufgrund einer Auslösung von Blutungs- und Gerinnungsstörungen.

Störungen der Sauerstoffversorgung

Veränderte Zusammensetzung der Luft

Eine sehr hochgradige Verminderung des Sauerstoffgehaltes der Luft, die hypoxische Gehirnsymptome auslöst, wird im allgemeinen nur als berufsbedingte Schädigung gesehen.

Das *Kohlendioxyd* entsteht in größerer Menge bei der Gärung organischer Stoffe, besonders in Weinkellern. An sich ist es nicht toxisch, sondern führt infolge von Hypoxie zu einer Hirnschädigung.

Von größerer Bedeutung ist die »endogene« CO_2-Schädigung, d. h. die toxische Wirkung des innerhalb des Organismus entstehenden CO_2. Wenn seine Eliminierung aus irgendeinem Grunde nicht möglich ist, kommt es zu einer anoxischen Schädigung. Auf diese Weise kann sedative Behandlung bei Arteriosklerotikern infolge einer Schädigung des Atemzentrums und dadurch bedingter sekundärer

Atmungsstörungen pathologische Veränderungen im Zentralnervensystem hervorrufen.

Verminderter Gasaustausch

Krankheiten der *oberen Luftwege* rufen auch bei Arteriosklerotikern nur selten zerebrale Symptome hervor.

Äußerst selten scheinen neurologische Komplikationen bei Anfällen des *Asthma bronchiale* zu sein.

Das *Emphysem* tritt meistens in Begleitung kardiovaskulärer Veränderungen auf. Wenn auch das Gefäßsystem des Gehirns geschädigt ist, kann eine Verminderung der Sauerstoffsättigung zentralnervöse Symptome hervorrufen bzw. zu deren Verschlechterung führen. Die nächtliche oberflächliche Atmung bewirkt eine zerebrale Hypoxie, die sich mitunter in Unruhe, Desorientiertheit und Herdsymptomen äußert (vgl. S. 113 und 196).

Differentialdiagnostische Schwierigkeiten können sich bei älteren Individuen ergeben, wenn die Symptome einer *Pneumonie* infolge eines anergischen Zustands wenig ausgeprägt sind, ein Befund, der ja nicht so selten ist. Das Fieber kann fehlen, der Auskultationsbefund ist möglicherweise infolge von Stauungsgeräuschen nicht eindeutig. Während so die neurologischen Symptome in den Vordergrund treten, kann die innere Krankheit verschleiert bleiben.

Bei einem 72jährigen Mann, der mit Desorientiertheit, psychomotorischer Unruhe und leichter rechtsseitiger Hemiparese eingeliefert wurde, ergab die Röntgenuntersuchung eine Bronchopneumonie. Eine gefäßdilatierende Medikation war wirkungslos gewesen; dagegen gingen die neurologisch-psychiatrischen Symptome bei Anwendung von Antibiotika parallel mit dem Abklingen der Pneumonie zurück.

Beim *Cor pulmonale* kommt Verwirrtheit mit psychomotorischer Unruhe vor.

Nach allen anoxischen Hirnschädigungen – dies gilt auch für Vergiftungen, die wir später erwähnen werden – können extrapyramidale und kortikale Ausfallserscheinungen – am häufigsten Parkinsonismus, gelegentlich aber auch choreatisch-athetotische Bewegungen – zurückbleiben. Die intellektuellen Ausfälle können den Grad einer postanoxischen Demenz erreichen, bei deren eingehender Analyse man gewöhnlich aphasische, agnostische und apraktische Züge erkennen kann.

Stoffwechselstörungen und Störungen der neurohumoralen Steuerung

Hyperglykämisches Koma

Gewißheit verschafft uns die Untersuchung des Urins und Blutes

Hypoglykämie

Psychische Symptome und fokale epileptische Anfälle wie bei anderen Enzephalopathien sind nicht selten. Die charakteristischen Symptome (S. 187) weisen uns bezüglich des weiteren diagnostischen Vorgehens den richtigen Weg.

Leberkrankheiten

Sie können infolge der mangelhaften entgiftenden Leistung der Leber zu zentralnervösen Störungen führen. Die Symptome des Coma hepaticum sind allgemein bekannt. Für die »portale Enzephalopathie« sind schlagende, unkoordinierte Extremitätenbewegungen charakteristisch. Blutungs- und Gerinnungsstörungen können intrazerebrale Blutungen und Gefäßverschlüsse verursachen, die eine Differenzierung gegenüber den vaskulären Hirnprozessen notwendig machen.

Entscheidend sind die Laboratoriumsuntersuchungen.

Hyperthyreose

Ihre neurologischen und psychischen Symptome sind allgemein bekannt. Geringfügige Fokalsymptome lassen sich gelegentlich beobachten; manche Patienten klagen auch über halbseitiges Taubheitsgefühl und Ungeschicklichkeit. Hin und wieder entwickelt sich eine Hypertonie; in solchen Fällen ist es unsere Aufgabe, die thyreogenen Störungen von der hypertonischen Enzephalopathie abzugrenzen, wobei der niedrige diastolische Blutdruckwert ein nützlicher Hinweis ist. – Da die Hyperthyreose toxische Myokardveränderungen hervorzurufen vermag, kann sie auch auf diesem Wege den allgemeinen und zerebralen Kreislauf ungünstig beeinflussen.

Hypothyreose

Nur in ganz seltenen Fällen ahmt sie das Bild einer akuten vaskulären Gehirnerkrankung nach. Gelegentlich macht bei älteren Kranken die psychische Verlangsamung differentialdiagnostische Erwägungen zwischen Hypothyreose und Zerebralsklerose erforderlich.

Nierenkrankheiten

Die im Zusammenhang mit renalen Erkrankungen auftretende Hypertonie kann zerebrovaskuläre Komplikationen verursachen. Allgemein bekannt ist die Symptomatik der Urämie, die zum Teil durch intrazerebrale Blutungen bestimmt wird, welche auch Ursache des tödlichen Ausgangs sein können.

Intoxikationen

Verschiedene Gase können infolge ihrer anoxieerzeugenden Wirkung ein enzephalopathisches Syndrom, gelegentlich mit ausgeprägten Herdsymptomen, auslösen. Die Differentialdiagnose gegenüber zerebrovaskulären Krankheitsbildern bereitet mitunter Schwierigkeiten.

Von größter praktischer Bedeutung ist das *Kohlenmonoxyd.* Es verursacht durch die CO-Hämoglobinbindung, und wahrscheinlich auch durch unmittelbare Zytotoxizität, hypoxische Hirnveränderungen. Auch der Herzmuskel wird dabei geschädigt. Die zerebralen Auswirkungen betreffen vornehmlich ältere Individuen, da bei ihnen das Kohlenmonoxyd bereits in einer Konzentration schädlich ist, die jüngere noch ohne Beschwerden vertragen.

Der Tabakrauch enthält im allgemeinen 0,5 bis 1,0% Kohlenmonoxyd und kann deshalb latente zerebrale Oxygenisationsstörungen zur Manifestation bringen. Bei manchen Rauchern bestehen Extrasystolie und Myokardläsion.

Mit einer *Hämoglobinämie* bzw. *Methämoglobinämie* gehen Infektionen mit nitritbildenden Bakterien und gewisse Intoxikationen – am häufigsten die mit Nitriten – einher. Die zentralnervösen Folgen entsprechen den anoxischen Gehirnsyndromen.

Manche *Arzneimittel* sind durch ihre toxische Wirkung die Ursache vasopathischer bzw. anoxischer Veränderungen. Die Differentialdiagnose zwischen Arzneimittelintoxikation und vaskulärer Hirnerkrankung ist vor allem bei bewußtlosen Kranken von Dringlichkeit. Von Wert sind die Angaben, die man aus der Umgebung der Patienten erhält sowie die Beobachtung, daß bei Verschlechterung des Bewußtseinszustandes die etwa vorhandenen Herdsymptome nicht zunehmen.

Schrifttum

BLAKEMORE, W. S., HARDESTY, W. H., BEVILAQUA, J. E., and TRISTAN, T. A.: Ann. Surg. *161*, 353 (1965).

BODECHTEL, G.: Differentialdiagnose neurologischer Krankheitsbilder. Thieme, Stuttgart 1963.

CONTORNI, L.: Minerva Chir. *15*, 268 (1960).

CREVASSE, L. E., LOGUE, R. H., und HURST, J. W.: Circulation *18*, 924 (1958).

DÉNES, I.: Ideggyógy. Szle. *22*, 478 (1969).

FISHER, C. M.: Arch. Neurol. Psychiat. (Chic.) *65*, 346 (1951).

HASS, W. K., FIELDS, S., NORTH, R. R., IRVIN, J., KRICHEFF. J., CHASE, E. W., und BAUER, R. B.: JAMA *203*, 961 (1968).

JUHÁSZ, P.: Idegrendszer vérkeringésének élettana és klinikuma (Klinik und Physiologie des Blutkreislaufes des Nervensystems). Debrecen 1964.

KLOSTERMANN, G. F., SÜDHOF, H., und TISCHENDERF, W.: Sichtbare Symptome der inneren Erkrankungen. Schattauer, Stuttgart 1967.

KÖRNYEY, I.: Histopathologische und klinische Symptomatologie der anoxisch-vasalen Hirnschädigungen. Akadémiai Kiadó, Budapest 1955.

KURTZKE, J. F.: Epidemiology of Cerebrovascular Disease. Springer Verlag, Berlin—Heidelberg—New York 1969.

KUTAS, M., und BODOSI, M.: Münch. med. Wschr. *113*, 42—47 (1971). Dort weitere Literatur über Schädigungen durch antikonzeptionelle Mittel.

MAGYAR, I.: Belbetegségek korai felismerése és megelőzése (Frühdiagnose und Prophylaxe der inneren Erkrankungen). Medicina, Budapest 1965.

MOLNÁR, L., und BALAJTHY, B.: Az agy vérkeringési betegségei (Blutkreislauferkrankungen des Gehirns). Medicina, Budapest 1966.

MOSONYI, L.: Határterületi differenciáldiagnosztika (Differentialdiagnostik im Grenzgebiet). Medicina, Budapest 1966.

O'BRIEN, N. D., und VEALL, N.: Lancet *2*, 392 (1967).

QUANDT, J.: Die zerebralen Durchblutungsstörungen des Erwachsenenalters. VEB Verlag Volk und Gesundheit, Berlin 1969.

REIVICH, M., HOLLING, H. E., ROBERTS, B., und TOOLE, J. F.: New Engl. J. Med. *265*, 878 (1961).

VII. Differentialdiagnose der Brust- und Leibschmerzen

von

Erika Tunkl

Erkrankungen der Haut, der Muskeln, der knöchernen Thoraxwand einschließlich Wirbelsäule und der Eingeweide können Brust- und Leibschmerzen verursachen. Am zweckmäßigsten erscheint es, bei der Besprechung dieser Krankheitsbilder vom Ort des Schmerzes auszugehen.

Brustschmerzen

Schmerzen in der Brustwand

Bereits bei der Besichtigung des Kranken sind entzündliche Hautveränderungen und -verletzungen leicht zu erkennen. Auch entzündliche Vorgänge der tieferen Schichten können den Weg zur Oberfläche finden, beispielsweise die Rippenkaries, die Osteomyelitis und der subphrenische Abszeß.

Bei der Inspektion können im Bereich der Nervenverläufe befindliche Neurofibromknötchen auffallen; ihre Konsistenz ist hart, der Schmerz strahlt in das Versorgungsgebiet des Nerven aus.

Rippenbrüche

Rippenbrüche verursachen einen umschriebenen Schmerz, der sich beim Atmen, Husten und bei Bewegungen steigert. Bei manuellem Zusammendrücken des Brustkorbs von ventral und dorsal sowie von seitlich rechts und links klagt der Patient an der Bruchstelle über Schmerzen. Ein Trauma in der Vorgeschichte und Röntgenzielaufnahmen klären die Diagnose. Die sog. »Grünholzfraktur« der Rippen, die an der Grenze des knöchernen und knorpeligen Teils oder im knorpeligen Teil selbst entsteht, ist im Röntgenbild überhaupt nicht oder nicht mit Sicherheit darstellbar. Deswegen werden diese frakturbedingten Schmerzen mitunter einer Interkostalneuralgie zugeschrieben; später lenkt dann die Kallusbildung die Aufmerksamkeit auf den Bruch.

Wenn ein Rippenbruch nachweisbar ist bzw. der Verdacht darauf besteht, obgleich kein Trauma voranging, so denke man stets an eine pathologische Fraktur (Tumormetastase, Osteoporose).

Tietze-Syndrom

Es kommt gewöhnlich nach dem 40. Lebensjahr, meist bei Frauen, vor. Die sternalen Enden der 1. bis 4. Rippe, u. U. noch des Schlüsselbeins, schwellen schmerzhaft an. Der Schmerz besteht Wochen und Monate hindurch und sistiert dann, ohne daß irgendein therapeutischer Eingriff vorgenommen wurde. Die Knochendeformation bleibt bestehen.

Akute epidemische Myositis (Bornholmer Krankheit)

Bei dieser Coxsackie-Virusinfektion treten akut heftige Schmerzen auf, die von subfebrilen Temperaturen oder Fieber und Katarrh der Atemwege begleitet sind. Die Schmerzen werden in der Mehrzahl der Fälle in die Interkostalmuskulatur oder das Zwerchfell lokalisiert, seltener ist die Bauchmuskulatur davon betroffen. Bewegungen, Husten, Atmen und Niesen führen zu Schmerzsteigerung. Im Bereich der befallenen Muskeln besteht oft Défense musculaire; die Haut darüber ist hyperästhetisch.

Herpes zoster

Im akuten Stadium halten sich die brennenden Schmerzen und die Hautbläschen innerhalb der Grenzen eines Dermatoms. Mehrsegmentale oder beiderseitige Ausbreitung ist selten. Wenn der Schmerz einige Tage vor dem Ausschlag auftritt oder die Eruption ausbleibt (Zoster sine eruptione), entstehen diagnostische Schwierigkeiten. Anhaltspunkte liefert in solchen Fällen die Untersuchung des Liquors, die entsprechend der entzündlichen – viralen – Ätiologie eine Pleozytose (hauptsächlich Lymphozyten) ergibt. Die Schmerzen können noch Monate nach Abklingen der Eruption bestehen (s. S. 58 und 59).

Ein sog. symptomatischer Zoster kann sich Krankheitsvorgängen anschließen, die sich in den sensiblen Ganglien abspielen (Lymphogranulomatose, Lymphosarkom, Myelom, Leukämie, Karzinommetastase).

Erkrankungen der Mammae

Bei den Erkrankungen der Mammae ist der Schmerz nicht nur lokal vorhanden, sondern kann auch in den Brustkorb, die Achselhöhlen, die Arme, den Rücken und mitunter in den Nacken ausstrahlen. Ursache der Schmerzen sind Furunkel, Verletzungen, Fissuren der Brustwarze und am häufigsten Mastitiden. Bei der Mastitis fibrosa cystica treten Schmerzen in den prämenstrualen Tagen auf und bleiben in manchen Fällen längere Zeit hindurch bestehen.

Auch gutartige Geschwülste – Lipome, Fibroadenome – rufen Schmerzen hervor. Das Mammakarzinom kann sich bedauerlicherweise ohne jegliche Schmerzen entwickeln; Einziehung der Brustwarze und Sekretbildung erwecken den Krebsverdacht.

Bei Männern können Schmerzen in der Gegend der Mammae infolge von Gynäkomastie, Abszeß und – überaus selten – infolge Karzinoms auftreten.

Schmerzen der Brustwand aufgrund anderweitiger Ursachen

Bei den sog. *Myalgien* tritt der Schmerz nach übermäßiger Inanspruchnahme einzelner Muskeln oder Muskelgruppen bei Bewegungen bzw. Lageveränderungen auf. Die Myalgie der Mm. pectorales läßt differentialdiagnostisch u. U. an das Vorliegen einer Angina pectoris denken. Myalgien können durch Novokaininfiltration der Muskeln behoben werden.

Bei der *Trichinose*, die ebenfalls Muskelschmerzen hervorruft, kann im Blutbild eine Eosinophilie nachgewiesen werden. Die *Dermatomyositis*, die in jeder Thoraxregion Schmerzen auszulösen vermag, läßt sich durch charakteristische Hautveränderungen und Tastbefunde erkennen. Lokale Schmerzhaftigkeit der Rippen kann durch entzündliche Prozesse *(Periostitis, Tuberkulose, Aktinomykose)* bedingt sein.

Angina pectoris

Für die bekanntesten thorakalen Schmerzen, die der Angina pectoris, können sämtliche Faktoren verantwortlich sein, die eine Hypoxie des Herzmuskels herbeiführen. Außer bei einer Stenose der Herzkranzgefäße können anginöse Schmerzen auch während schwerer anämischer Zustände oder bei langdauernder paroxysmaler Tachykardie auftreten.

Die afferente Bahn der Herzschmerzen verläuft über die linksseitigen zervikalen und oberen thorakalen Sympathikusganglien und durch die 1. bis 5. thorakalen Wurzeln zum Rückenmark. Die Schmerzen kardialen Ursprungs strahlen in die entsprechenden Dermatome aus, d. h. in das Brustbein, den Hals, die Schulter, die Vorderseite des Arms und den Kleinfinger; bekannt ist auch die Ausbreitung auf den Unterkiefer.

Als *Herzneurose* oder *Da-Costa-Syndrom* bezeichnet man alle retrosternalen Schmerzen, die denen der Angina pectoris ähnlich sind, jedoch keine organische Grundlage haben. Diese Schmerzen treten meist nicht anfallsweise auf, sondern halten über einen längeren Zeitraum an. Sie haben keinen krampfartigen Charakter, eher sind sie bohrend und stechend.

Eine Insuffizienz oder Stenose der *Aorta* sowie eine luische Aortitis können ebenfalls Schmerzen im Brustkorb verursachen.

Ein Aneurysma dissecans der Aorta oder eine Aortenisthmusstenose können zu retrosternalen, in die Arme ausstrahlenden Schmerzen führen. Bei der Aortalgie besteht der gleichmäßige Schmerz in der linken Brustseite Monate hindurch. Schmerzen bei Perikarditis strahlen vom Sternum in das Epigastrium und die linke Schulter aus.

Erkrankungen des *Mediastinum*s – entzündliche Vorgänge, Lymphogranulomatose und Tumoren – haben einen retrosternalen dumpfen Schmerz zur Folge.

Bei der *Tracheitis* und *Bronchitis* treten die Schmerzen hauptsächlich beim Husten auf.

Beim *Pneumothorax*, besonders bei seiner ventilartigen Form, treten heftige thorakale Schmerzen, verbunden mit hochgradiger Dyspnoe, plötzlich auf. Auch *Lungenembolien* verursachen ähnliche Schmerzen; gleichzeitig besteht Hämoptoe. *Pneumonien*, *Lungenabszesse* und *Lungentumoren* rufen Schmerzen meistens dann hervor, wenn der Krankheitsprozeß das parietale Rippenfell erreicht hat. Die *Pleuritis*, vor allem die Pleuritis sicca, geht ebenfalls mit Schmerzhaftigkeit einher.

Die *Hiatushernie* sowie Spasmen oder Divertikel des *Ösophagus* können anfallsweise auftretende oder dauernde Brustschmerzen hervorrufen, die nicht selten in den Rücken ausstrahlen.

Bei Erkrankungen des Ösophagus stehen substernale und epigastrale sowie in den Rücken ausstrahlende Schmerzen mit den Schluckbewegungen im Zusammenhang.

Von den Bauchorganen in den Thorax ausstrahlende Schmerzen

Diese Schmerzen bereiten nicht selten besondere diagnostische Schwierigkeiten. Bei *Cholelithiasis*, *Cholezystitis* und rechtsseitigem *subphrenischem Abszeß* strahlt der Schmerz rechts in den Rücken, das Schulterblatt und in die Schulter aus; das Maximum an Druckempfindlichkeit ist aber unterhalb des rechten Rippenbogens zu lokalisieren.

In die rechte Rückenhälfte kann der Schmerz auch bei akuter *Lebervergrößerung* ausstrahlen, z. B. bei Hepatitis und kardialer Dekompensation.

Bei Erkrankungen des *Magen-Darmtrakt*s treten die Schmerzen linksseitig, ab und zu beiderseitig auf, auch eine Ausstrahlung in den Rücken ist möglich. Starke Schmerzsensationen in den Dermatomen Th 5 bis Th 10 sind mitunter lange Zeit bei Vorliegen eines Duodenalgeschwürs die einzige Beschwerde.

Beim Ulkus oder Karzinom der hinteren Magenwand kann die schmerzhafte Stelle von der Körperlage abhängig sein und deshalb wechseln.

Bei Zysten, Abszessen und Geschwülsten der *Bauchspeicheldrüse* strahlt der Schmerz in die linke Rückenseite und in das Schulterblatt aus, so daß der Verdacht auf eine Angina pectoris entstehen kann.

Abdominale Schmerzen

Die tabischen Krisen gehen mit plötzlich auftretenden, heftigen Schmerzen einher, die auf einen Krampf der glatten Muskulatur zurückzuführen sind. Am häufigsten sind die Magenkrisen, bei denen bald nach Auftreten des Schmerzes eine gesteigerte Sekretion zum Erbrechen – gewöhnlich einer reichlichen Menge Mageninhalts – führt. Der Schmerz kann in den Rücken bzw. gürtelförmig in die Dermatome Th 5 bis Th 9 ausstrahlen. Er hört ebenso unerwartet auf, wie er entstanden ist.

Seltener sind Ösophagus-, Vagus-, Darm-, Mastdarm-, Blasen-Hoden- und Zwerchfellkrisen. Ihre differentialdiagnostische Abgrenzung von den akut auftretenden abdominalen Krankheitsbildern, z. B. der Ulkusperforation oder akuten Pankreatitis, ist von besonderer Wichtigkeit.

Vorwiegend im Kindesalter kommt die *abdominale Epilepsie*, früher auch als »Nabelkolik« bezeichnet, vor. Anfälle in Form von Bauchkrampf, der von der Nabelgegend ausgeht, kennzeichnen das Krankheitsbild. Die Diagnose ist mit Hilfe des EEG möglich (vgl. S. 55).

Bei *Meningitiden* und *Arachnitiden* können Schmerzen bzw. Druckschmerzhaftigkeit oberhalb der Symphyse oder in der Inguinalgegend bestehen.

Bei *Hirntumoren* und *-blutungen* kommen gelegentlich Leibschmerzen als Reizsymptom aber auch als Folge einer sekundären Magenblutung vor.

Die *Porphyrie* manifestiert sich nicht selten in Form einer akuten abdominalen Katastrophe mit heftigen Bauchkrämpfen, Erbrechen und ileusartigen Symptomen, die bei einer nicht geringen Anzahl von Fällen mit neurologischen Krankheitszeichen und Bewußtseinsstörungen kombiniert sind. Der im Verlauf des Anfalls entleerte Urin verfärbt sich während des Stehens bräunlich und wird, versetzt mit dem Ehrlichschen Reagens, rot.

Mitunter zeigt die *Periarteriitis nodosa* (s. S. 63) abdominale Krämpfe; meist lassen sich auch neurologische Symptome nachweisen (s. S. 176).

Unter den *hormonalen Störungen* verursachen die Hyperthyreose, der Hyper- und Hypoparathyreoidismus, die Simmondssche und Addisonsche Krankheit, die Hypoglykämie u.a. gelegentlich Bauchschmerzen. Differentialdiagnostische Schwierigkeiten ergeben sich u. U. bei der Hypoglykämie und der Tetanie. Die Anfälle bei diesen Krankheitsbildern können den epileptischen Konvulsionen ähnlich sein und mit Bewußtseinsstörungen und psychomotorischer Unruhe einhergehen.

Hämatologische Erkrankungen – Leukämie, Lymphogranulomatose, multiples Myelom, infektiöse Mononukleose, Agranulozytose, seltener die perniziöse Anämie – lösen infolge Kapselspannung der vergrößerten Milz und Leber oder der pathologischen Vergrößerung der abdominalen Lymphknoten Bauchschmerzen aus, die sich manchmal in den Rücken projizieren. Vergrößerte Lymphknoten können auch durch direkten Druck auf die Wurzeln (s. S. 140) in den Rücken und in das Abdomen ausstrahlende Schmerzen verursachen, denen sich zuweilen neurologische Symptome hinzugesellen.

Allergie. Nach Verzehren bestimmter Speisen oder Einnahme gewisser Medikamente können Bauchkrämpfe, Urtikaria und Diarrhoe auftreten. Wenn alle drei Symptome zusammentreffen, ist die Diagnose leicht. Mitunter erscheinen die Symptome isoliert, beispielsweise nur Bauchkrämpfe ohne Urtikaria und Diarrhoe.

Erkrankungen der *Nieren* und der *Ureter* verursachen Schmerzen in der Flanke und erwecken u. U. den Verdacht auf eine Diskopathie (s. S. 142) oder eine andere spinale Krankheit. Diese Schmerzen verstärken sich nicht bei Bewegung, sie strahlen in den Unterleib, die Hoden, das Labium majus bzw. in die Leiste aus.

Schmerzhafte Wirbelsäulenveränderungen

Schmerzen können ihre Ursache in Läsionen der knöchernen und knorpeligen Anteile der Wirbelsäule und der Gebilde des Spinalkanals haben.

Statische Veränderungen

Verbiegungen der Wirbelsäule werden durch *Entwicklungsanomalien*, Rachitis, Osteoporose, entzündliche Vorgänge (Spondylitis, Osteomyelitis, Spondylarthritis) und Traumen bedingt. Auch Lähmung bzw. Verkürzung einer unteren Extremität, Erkrankungen des Hüftgelenks, Deformitäten des Brustkorbes können eine Verbiegung der Wirbelsäule hervorrufen. Skoliose und Kyphose können Ursache von Rücken- und Lendenschmerzen sein.

Fehlentwicklungen der Wirbelbögen (Spina bifida, Spondylolysis) finden sich häufiger im lumbalen, selten im thorakalen Abschnitt. Sie brauchen keine Beschwerden zu verursachen, können aber auch Ursache heftiger Rücken- und Lendenschmerzen sein.

Nur selten bewirken überzählige Wirbel Schmerzen; keilen sie sich aber zwischen die normalen Wirbel ein, so kann die Deformität lokale und entlang der interkostalen Nerven ausstrahlende Schmerzen erzeugen.

Traumatische Veränderungen der Wirbelsäule

Ihre leichtesten Arten, die Distorsion und die Kontusion, gehen mit Schmerzen einher, die in den Rücken bzw. in die Lendengegend projiziert werden und sich bei Bewegung steigern. Äußere Verletzungen und Hämatome erleichtern die Diagnose. Krafteinwirkungen, ebenso plötzliche Haltungsveränderungen, können zur Fraktur des Wirbelkörpers, des Bogens und der Fortsätze führen. Heftige Schmerzen, Klopfempfindlichkeit und Défense musculaire bestehen, die Beweglichkeit der Wirbelsäule ist eingeschränkt. Luxationen und Brüche der Wirbelkörper haben wohl in der Mehrzahl der Fälle, Brüche der Dornfortsätze weniger häufig neurologische Folgen verschiedener Ausprägung, von Schmerzen und Zeichen einer Wurzelschädigung bis zu medullären Symptomen. Die Folgen der Querfortsatzfrakturen sind leichter, der Schmerz kann sich auf die Bruchstelle beschränken. Brüche der Gelenkfortsätze bewirken eine Luxation mit entsprechender treppenförmiger, tastbarer Vorwölbung.

Degenerative Veränderungen der Wirbelsäule

Diskopathie, Spondylose und Spondylarthrose bewirken Wurzelschmerzen. Diese Krankheiten werden im Kapitel IX eingehender erörtert; hier genügt es, einige spezielle Gesichtspunkte hervorzuheben.

Wenn die untere Hals- oder die obere Brustwirbelsäule befallen ist, kann der Schmerz in den Thorax, die Schultern und die Arme ausstrahlen; Parästhesien können hinzukommen. Wenn diese Schmerzen linksseitig sind und von Beklemmung begleitet werden, erwecken sie u. U. den Verdacht auf Angina pectoris. Die Differentialdiagnose ergibt sich aus den EKG- und Laboratoriumsbefunden. Zu beachten ist, daß der Schmerz bei Spondylose gewöhnlich keine Todesangst hervorruft. Von 110 Kranken, über die Kovács und Fodor berichteten und die an Spondylose der Zervikalwirbel III bis VI litten, klagten 41 über Schmerzen in der Herzgegend, bzw. ihre *einzige* Beschwerde waren Schmerzen in der Herzgegend. Freilich können auch bei röntgenologisch nachgewiesenen spondylotischen Veränderungen der Halswirbel die Schmerzen durch Koronarsklerose bzw. Myokardinfarkt bedingt sein.

Spondylosebedingte lumbale Schmerzen, die in die Lendengegend, die unteren Extremitäten oder in die Leisten ausstrahlen, können den Verdacht auf Nierenkrankheiten aufkommen lassen.

Baastrup-Syndrom

Die einander anliegenden, pathologisch verbreiterten Dornfortsätze (»kissing spine«) bedingen durch Irritation Schmerzen im Versorgungsgebiet der Nerven, die aus dem entsprechenden Segment stammen. Spontan sind die Dornfortsätze nicht schmerzhaft, jedoch löst Beklopfen oder Druck den Schmerz im betreffenden Hautbezirk aus.

Osteoporose

Bei Frauen im Klimakterium bzw. in der Menopause kann auch Osteoporose ausgeprägte Schmerzen im Thorax, Rücken und in der Lendengegend hervorrufen. Pathologische Frakturen von Rippen, Wirbeln und des Brustbeins sind nicht selten.

Entzündliche Erkrankungen

Die *Spondylarthrosis ankylopoetica* (Bechterewsche Krankheit) und die tuberkulöse Spondylitis werden im Kapitel IX abgehandelt. An dieser Stelle sei die sekundäre Spondylarthritis erwähnt, nämlich die Erkrankung der kleinen Wirbelgelenke im Rahmen der Polyarthritis. Sie ruft heftige Schmerzen hervor, und die Beweglichkeit der Wirbelsäule im erkrankten Abschnitt ist beeinträchtigt.

Die akute oder chronische *Osteomyelitis* der Wirbel kann ebenfalls umschriebene Schmerzen auslösen. Meistens besteht hohes Fieber, die Senkungsgeschwindigkeit der roten Blutkörperchen ist beschleunigt, und das Blutbild zeigt Veränderungen im Sinne der Infektionskrankheit. Der Osteomyelitis kann sich eine Peripachymeningitis (epiduraler Abszeß), die eine dringende Operation erforderlich macht, anschließen.

Geschwülste der Wirbelsäule

Gut- und bösartige Geschwülste können sich sowohl in der Wirbelsäule als auch innerhalb des Spinalkanals entwickeln.

Bei den gutartigen *Geschwülsten der Wirbel* (Chondrome, Osteochondrome, Hämangiome, Riesenzellgeschwulst) entwickelt sich allmählich ein lokaler Schmerz, der mit der Zeit zunimmt und zur Einschränkung der Beweglichkeit sowie zur Muskelspannung führt.

Primäre bösartige Tumoren sind Sarkome. Wesentlich häufiger aber sind Metastasen, meistens vom Mamma- und Prostatakarzinom, seltener vom Hypernephrom und Lungen- bzw. Bronchuskarzinom, mitunter vom Schilddrüsenkrebs ausgehend. Die Schmerzen können so heftig sein, daß sie mit den stärksten schmerzstillenden Mitteln kaum zu beeinflussen sind. Bei Zerstörung des Wirbelkörpers oder Einbruch in den Spinalkanal entstehen Wurzelschmerzen, später Lähmungen und andere Kompressionssymptome.

Tumoren innerhalb des Spinalkanals werden unterteilt in extradurale und intradurale, letztere wiederum in extramedulläre und intramedulläre Neubildungen. Gutartig sind Meningeome, Neurinome, Fibrome und Gefäßtumoren, bösartig sind Sarkome und Metastasen.

Extradurale Geschwülste können von den Wirbeln und von der Dura ausgehen. Ihre Differenzierung von den intraduralen extramedullären Tumoren ist nicht immer leicht. Radikuläre Schmerzen sind für beide kennzeichnend.

Bei extramedullären Tumoren breiten sich die Wurzelschmerzen über ein oder zwei Dermatome aus. Da sich diese Tumoren am häufigsten in der Höhe der unteren zervikalen und mittleren thorakalen Segmente befinden, betreffen die Schmerzen die oberen Extremitäten oder den Rumpf. Hier können sie uni- oder bilateral gürtelförmig sein und gelegentlich den Verdacht auf eine Magen-, Gallenblasen-, Pankreas- oder Nierenerkrankung erwecken. Im entsprechenden Dermatom kann – bereits anfänglich – eine derart intensive Hyperästhesie und Hyperalgesie bestehen, daß der Kranke selbst die geringste Berührung, sogar die mit der Bettwäsche, als unerträglich empfindet.

Bei den intramedullären Geschwülsten sind radikuläre Schmerzen unvergleichbar seltener. Sogenannte Hinterhornschmerzen breiten sich meistens nur auf einen Extremitätenabschnitt aus, sie sind dumpf und wechseln an Intensität.

Schrifttum

DESS, F.: Maladie de Bornholm *19*, 297 (1952).

FRIEDRICH, K., und COMROE, B. J.: Arthritis and Allied Conditions. Kington 1960.

KOVÁCS, A., und FODOR, Zs.: Orv. Hetil. *92*, (1951).

MUMENTHALER, M.: Neurologie für Ärzte und Studenten. Thieme, Stuttgart 1969.

SPURLING, R. G.: Lesion of the Lumbar Intervertebral Disc. Thomas, Springfield/Ill. 1953.

VIII. Differentialdiagnose der Störungen von Urinausscheidung und Urinentleerung

von

András Faragó

Störungen der Urinausscheidung und -entleerung sind bei zahlreichen neurologischen und inneren Krankheiten Leit- oder Begleitsymptome.

Der Urin wird durch die rhythmische Peristaltik des Ureters in die Blase befördert, die – wie auch andere Hohlorgane mit glatter Muskulatur – ihre Kapazität zu ändern vermag. Unter physiologischen Verhältnissen nimmt sie etwa 400 bis 500 ml Urin auf. Aus der Blase entleert sich der Urin mit Hilfe eines Reflexvorgangs. Die glatte Blasenmuskulatur, der M. detrusor vesicae, besteht aus drei Schichten, nämlich aus einem äußeren longitudinalen, einem mittleren zirkulären und einem inneren longitudinalen Anteil. Diese werden von Muskelfasern netzartig durchwoben, so daß sie ein einheitliches System bilden. Die Muskelfasern bilden an der Öffnung der Urethra ein ringförmiges Gebilde, den sog. inneren Sphinkter. Der äußere Sphinkter besteht aus quergestreiften Muskelfasern.

Ihre *Innervation erhält die Blase* aus drei Quellen:

1. Die *parasympathischen* Fasern stammen aus dem 2. bis 4. sakralen Segment und ziehen mit dem Nervus pelvicus in die Blasenwand, wo in den Ganglien die Umschaltung auf die postganglionären Fasern erfolgt. Die parasympathische Innervation fördert die Detrusorfunktion und hemmt den Sphincter internus, d. h. bewirkt die Kontraktion des Detrusors und Entspannung des inneren Sphinkters.

2. Die präganglionären *Sympathikusfasern* entspringen den untersten Brust- und oberen Lendensegmenten. Sie verlaufen mit dem N. hypogastricus gemeinsam zum Plexus hypogastricus inferior, ihrer Umschaltstelle auf die postganglionären Fasern. Die sympathische Innervation wirkt der parasympathischen entgegen, sie hemmt also die Kontraktion des M. detrusor und steigert den Tonus des inneren Sphinkters.

3. Schließlich erhält die quergestreifte Muskulatur des äußeren Sphinkters *motorische* Fasern aus dem 3. und 4. sakralen Segment

durch Vermittlung des N. pudendus. Diese Fasern besorgen die willkürliche Innervation.

Da die parasympathische Innervation den Vorgang der Urinentleerung fördert, hebt ihr Ausfall den Miktionsreflex auf. Bei Ausfall der sympathischen Innervation ist die Entspannung des inneren Sphinkters nicht möglich.

Die Innervation der Blase, d.h. der Reflexbogen der Miktion, hat im *Rückenmark* zwei Zentren:

1. Das sakrale oder *parasympathische Zentrum* befindet sich im 2. bis 4. sakralen Segment. Seine Läsion ruft die sog. *atonische Blase* hervor.

2. Das lumbale oder *sympathische Zentrum* liegt im 1. bis 3. Lendensegment. Seine Erkrankung verursacht keine wesentliche Störung des Miktionsvorganges.

Die Verbindungen zu *höheren Zentren* sind noch nicht völlig geklärt. Es wird angenommen, daß eine afferente Bahn in unmittelbarer Nähe des Tractus spinothalamicus verläuft und aus einer Kette kurzer Neuronen besteht. Das kortikale Blasenzentrum liegt sehr wahrscheinlich im motorischen Teil des Lobulus paracentralis; elektrische Reizung dieser Region ruft Blasenkontraktion, seine Läsion Erschwerung der Blasenentleerung hervor.

Der Reflexvorgang der Urinentleerung wird eingeleitet, wenn Erregungen aus der Blasenwand die Zentren im Rückenmark erreichen. Die betreffenden Rezeptoren reagieren auf Spannungszustände der Blasenmuskulatur. Die Zuleitung erfolgt über dieselben Nerven, welche die Sympathikusfasern zur Blase führen. Die Erregung des parasympathischen Zentrums bewirkt eine Kontraktion der Blasenwandmuskulatur und eine Entspannung des Sphinkters. Deshalb kann die schon begonnene Miktion willkürlich nur schwer abgebrochen werden.

Die *mit Störungen der Blasenfunktion einhergehenden Erkrankungen des Zentralnervensystems* lassen sich nach ihrer Lokalisation in zwei große Gruppen gliedern:

1. Läsionen des Conus medullaris,
2. Läsionen des Rückenmarks oberhalb der sakralen Segmente bzw. zerebrale Schädigungen.

Die *Zerstörung des sakralen Zentrums* hebt den Miktionsreflex auf, führt folglich zur Urinretention. Mit der allmählichen Füllung der Blase entwickelt sich die Ischuria paradoxa, eine sog. passive Inkontinenz, d. h. bei maximaler Blasenfüllung träufelt ständig Urin ab. (Gleiches sehen wir auch bei Prostatahypertrophie.) Dieser Mechanismus wird auch dann beeinträchtigt, wenn nicht das sakrale Zentrum, sondern der afferente Ast lädiert ist (Durchtrennung der

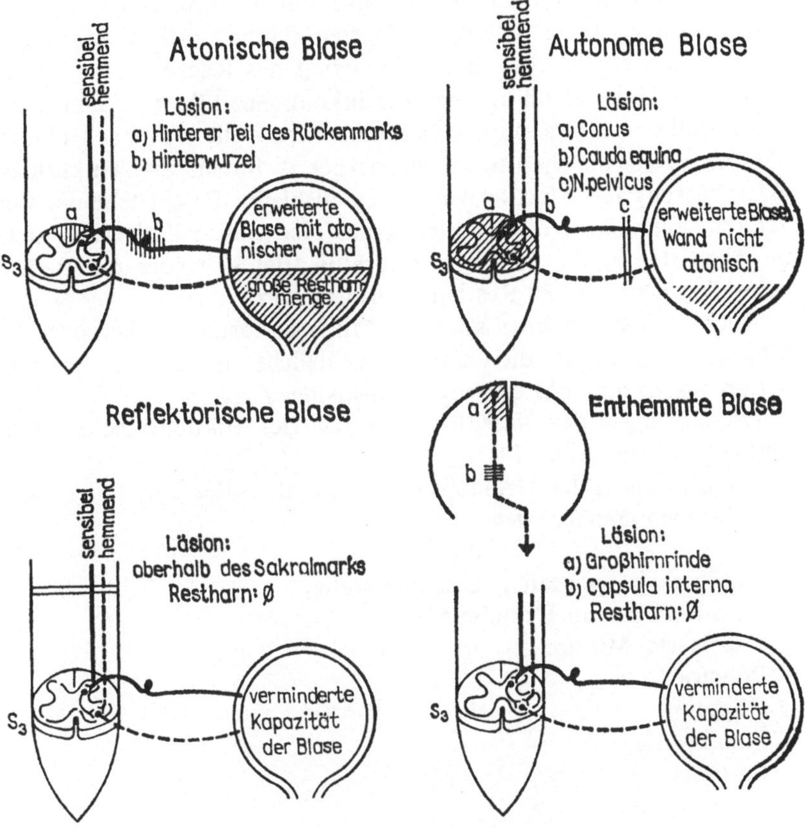

Abb. 14. Störungen der Blasenfunktion

2. bis 4. sakralen Hinterwurzeln; Tabes dorsalis). Die willkürliche Urinentleerung gelingt in solchen Fällen nur mit großen Schwierigkeiten und unter starker Inanspruchnahme der Bauchpresse.

Wenn der Reflexbogen eine gewisse Zeit unterbrochen ist, entwickelt sich ein unvollkommener Miktionsmechanismus, bei dem in der Blase stets eine gewisse Urinmenge, der sog. Restharn, zurückbleibt. Diese Art der Blasentätigkeit wird als *autonome Blase* bezeichnet. Für diesen Ersatzmechanismus kommen zwei Erklärungen in Betracht. Es dürfte sich um einen Reflexvorgang handeln, für den periphere Elemente des Parasympathikus verantwortlich zu machen sind, oder aber um einen rein myogenen Vorgang, wobei auf Dehnung die glatten Muskeln der Blasenwand mit Kontraktion reagieren.

Läsionen in höher gelegenen Zentren führen auch zu Störungen des Reflexmechanismus. Eine Schädigung des Rückenmarks, gleich in welcher Höhe, kann anfangs zur Inkontinenz führen. Wenn dabei die sakralen Zentren unbeschädigt bleiben, stellt sich nach einiger Zeit der Reflexmechanismus wieder her, während die willkürliche Beeinflussung des Miktionsvorganges ausbleibt. Es entsteht die sog. *reflektorische Blase*, die im allgemeinen eine völlige Entleerung nicht gewährleisten kann. Mit der Zeit erniedrigt sich aber die Reflexschwelle, wodurch der Restharn geringer wird.

Auch *Gehirnläsionen* können Miktionsstörungen hervorrufen. Charakteristisch ist die häufige, plötzliche Entleerung geringer Urinmengen, das Bild der sog. *enthemmten Blase.*

Die Störungen der Blasenfunktion bzw. des Miktionsmechanismus veranschaulicht Abb. 14.

Die Störungen der Urinausscheidung und -entleerung äußern sich in folgenden *Beschwerden:*

Unfähigkeit spontaner Urinentleerung,
Urinträufeln und Urinabfließen,
erschwerte Miktion,
Polyurie,
Oligurie,
Pollakisurie,
Enuresis.

Unfähigkeit spontaner Urinentleerung

Wie schon erwähnt, hebt eine Unterbrechung des sakralen Reflexbogens die Fähigkeit der spontanen Urinentleerung auf, bis sich die autonome Blase entwickelt hat. Bei der Tabes dorsalis ist die Entleerung der Blase deshalb gestört, weil der afferente Ast des Reflexbogens degeneriert ist. Bei Läsionen des Conus medullaris – es sind vorwiegend Tumoren – wird das Reflexzentrum zerstört. Läsionen der Cauda equina – meistens ebenfalls Geschwülste – können sowohl den afferenten als auch den efferenten Ast des Bogens in der 2. und 3. Sakralwurzel schädigen. Wie gesagt, kann sich Miktionsunfähigkeit, dank der Entwicklung der Blasenautonomie, zurückbilden.

Bei spinalen Prozessen, die oral vom Conus medullaris lokalisiert sind (Querschnittsläsionen, Rückenmarksgeschwülste, multiple Sklerose), werden die willkürlich-motorischen Fasern für den äußeren Sphinkter in Mitleidenschaft gezogen. Es besteht solange Miktionsunfähigkeit, bis sich die reflektorische Blase ausbildet.

Wenn bei völliger Querschnittstrennung, die meist traumatischen Ursprungs ist, die Atonie bestehen bleibt, so ist meistens eine uroseptische Komplikation die Ursache dafür.

Ein Ausfall der willkürlichen Impulse durch Schädigungen in höheren Ebenen, so z. B. in der Hirnrinde, kann ebenfalls zur Miktionsunfähigkeit führen. Das kommt in der Regel, begleitet von beiderseitigen Pyramidenzeichen, bei Geschwülsten und diffusen Schädigungen des Gehirns vor.

Urinträufeln und Urinabfließen

Die Inkontinenz kann neurologische, urologische oder gynäkologische Ursachen haben. Bei der autonomen und der reflektorischen Blase erfolgt der Urinabfluß unwillkürlich. Das Träufeln ist gewöhnlich Folge einer Rückenmarksläsion in Höhe des lumbalen Sympathikuszentrums. Am häufigsten hören wir diese Klage im Anfangsstadium der multiplen Sklerose, selten bei Spina bifida occulta, bei welcher der Miktionsmechanismus meist nicht gestört ist.

Erschwerte Miktion

In der Mehrzahl der Fälle ist sie Folge von Prostatahypertrophie oder Urethrastriktur. (Bei der Prostatahypertrophie sind nächtliche anginöse Anfälle nicht selten.) Eine neurologisch bedingte erschwerte Miktion besteht bei Läsion der willkürlichen Nervenbahnen, oder wenn bei der autonomen Blase die Entleerung nur mit Hilfe forcierter Bauchpresse gelingt.

Polyurie

Über Entleerung großer Urinmengen berichtet ein Teil der Kranken von selbst, während geringfügigere Störungen unbeachtet bleiben können und erst durch Messungen feststellbar sind. Als *Polyurie* kann man nur die tägliche Entleerung von über 1000 ml bezeichnen. Eine physiologische Polyurie entsteht nach erhöhter Flüssigkeitsaufnahme. Erhöhter Flüssigkeitsbedarf, Polydipsie, kann dabei primär sein. Sie findet sich bei Hysterie oder Neurose, auch bei akuten psychischen Belastungen und bei Alkoholikern. Wenn die vermehrte Flüssigkeitsaufnahme zum Ersatz gesteigerter Flüssigkeitsausfuhr dient, sprechen wir von *sekundärer Polydipsie*, genauer von *primärer Polyurie*. Ihre häufigsten Ursachen sind:

1. Diabetes mellitus,
2. chronische Nierenkrankheiten,
3. Diabetes insipidus.

Die Diagnose des *Diabetes mellitus* und der *Nierenkrankheiten* bereitet meistens keine größeren Schwierigkeiten. Anders verhält es sich beim *Diabetes insipidus*. Dieser ist keine Krankheitseinheit, sondern ein Syndrom (Polyurie, niedriges spezifisches Gewicht, Polydipsie), dem zahlreiche Krankheitsvorgänge zugrunde liegen können, wie Gehirntumor, traumatische Hirnschädigung, Enzephalitis, Hand-Schüller-Christiansche Krankheit und Hyperparathyreoidismus. Für seine nephrogene Form ist die Unbeeinflußbarkeit durch das antidiuretische Hormon charakteristisch. Häufig ist die ätiologisch ungeklärte *»idiopathische« Form*, die sporadisch, aber auch familiär vorkommt.

Oligurie

Von Oligurie spricht man, wenn die tägliche Urinmenge 500 ml nicht erreicht. Geringe Flüssigkeitszufuhr hat eine physiologische Oligurie zur Folge. Oligurie entsteht, wenn Flüssigkeit dem Organismus auf extrarenalem Wege entzogen wird, z. B. durch starkes Schwitzen, Diarrhoe und Erbrechen.

Ursachen einer echten Oligurie sind die folgenden:

1. Erkrankungen, die mit Flüssigkeitsretention einhergehen, z. B. Kreislaufinsuffizienz, Ödeme und seröse Ergüsse.

2. Reflexvorgänge, die den intrarenalen Kreislauf beeinflussen und selbst Anurie verursachen können (Ureterkoliken bei Nephrolithiasis, bei schmerzhaften Bauchhöhlenerkrankungen, Niereninfarkt). Eine einseitige Nierenerkrankung kann reflektorisch die Ausscheidungsfunktion der anderen Niere aufheben.

3. Nierenkrankheiten, einschließlich Vergiftungen (Schwermetalle, organische Lösungsmittel, Transfusion mit inkompatiblem Blut).

4. Wenn die Ausscheidungsfunktion der Nieren intakt ist, jedoch der Harnabfluß bzw. die Urinentleerung gestört sind, d. h. ein pathologischer Vorgang im Ureter, der Blase oder der Urethra die Ausfuhr herabsetzt, spricht man von postrenaler Oligurie. Ihre neurologischen Ursachen haben wir bereits besprochen; als mechanische Ursachen sind Verschlüsse des Ureters oder der Urethra zu berücksichtigen, die meistens durch Tumoren des kleinen Beckens, beiderseitige Nierensteine, Blutungen oder durch ein Trauma bedingt sind.

Pollakisurie

Häufiger Entleerungsdrang ist für entzündliche Erkrankungen des uropoetischen Apparates charakteristisch. Er kommt aber auch bei Hysterikern und Neurotikern, ja selbst bei Gesunden während Erregtheit oder unter Kälteeinwirkung vor.

Enuresis

Gewöhnlich kommt Bettnässen bei Kindern vor. Man hat die Störung auf eine Spina bifida zurückgeführt. Nicht oft genug kann man jedoch betonen, daß die Störung in der überwiegenden Mehrzahl der Fälle psychogen bedingt ist und deshalb einer psychotherapeutischen Behandlung bedarf. Bei der Enuresis der Erwachsenen haben die Spina bifida oder eher eine damit verbundene Myelodysplasie größere Bedeutung.

Schrifttum

Appenzeller, O.: The Autonomic Nervous System. Elsevier, Amsterdam 1970.
Bálint, P.: Az élettan tankönyve (Lehrbuch der Physiologie). Medicina, Budapest 1965.
Bodechtel, G.: Differentialdiagnose neurologischer Krankheitsbilder. Thieme, Stuttgart 1963.
Brain, L.: Diseases of the Nervous System. Oxford University Press 1962.
Clara, M.: Das Nervensystem des Menschen. Barth, Leipzig 1959.
Grinker, R. R.: Neurology. Thomas, Springfield/Ill. 1966.
Mosonyi, L.: Határterületi differenciáldiagnosztika (Differentialdiagnostik im Grenzgebiet). Medicina, Budapest 1966.
Schade, I. P.: Einführung in die Neurologie. Fischer, Stuttgart 1970.
Walsh, E. G.: Physiology of the Nervous System. Longmans, London 1964.

IX. Erkrankungen mit Symptomen der Läsion von peripheren Neuronen, insbesondere der Wurzelschädigung

von

András Faragó

Die Rückenmarkswurzeln entstehen aus der Vereinigung der austretenden anterolateralen und eintretenden posterolateralen Wurzelfasern des Rückenmarks. Unmittelbar distal vom intervertebralen Ganglion, im Foramen intervertebrale, vereinigt sich die Fasernmasse der vorderen und hinteren Wurzel zum spinalen Nerv. Erkrankungen infolge Schädigungen der Wurzelfasern zwischen Rückenmark und dem spinalen Nerven bezeichnet man als Radikulopathien.

Jene Krankheitsbilder, bei denen Schmerzen und Parästhesien sowie Reflexanomalien und Muskelschwäche durch Läsion der peripheren Neuronen, z. T. durch Schädigung der Wurzeln bedingt sind, lassen sich wie folgt unterteilen:

1. Echte Radikulopathien, Erkrankungen der Wurzeln selbst,
2. Hernien der Zwischenwirbelscheiben,
3. Erkrankungen der peripheren Nerven – Neuropathien, Polyneuropathien,
4. Krankheiten der Wirbelsäule,
5. Krankheitsbilder mit mechanischer Nerven- und Gefäßschädigung.

Nach einer statistischen Zusammenstellung von Eaton ließen sich unter 100 Fällen folgende Ursachen einer Wurzelschädigung feststellen:

Protrusion von Zwischenwirbelscheiben	bei 61 Fällen,
Rückenmarksgeschwulst	bei 12 Fällen,
pathologischer Wirbelbruch	bei 2 Fällen,
Spondylitis	bei 2 Fällen,
Radikulitis, Arachnitis	bei 5 Fällen,
posttraumatische Spondylitis	bei einem Fall,
Spondylolisthesis	bei einem Fall,
kaudale subarachnoidale Blutung	bei einem Fall,
ungeklärte Diagnose	bei 14 Fällen.

Die entzündlichen Erkrankungen des Rückenmarks können sich auf die Wurzeln ausbreiten. Auch ist es möglich, daß zu den meningealen Reizsymptomen dann radikuläre Symptome hinzutreten. Als Spätfolge kann sich eine chronische adhäsive Arachnitis entwickeln. Luische, tuberkulöse und andere mykotische bzw. bakterielle Infektionen gehen mit einem akuten, subakuten oder chronischen meningealen Reizsyndrom einher, dem sich Zeichen einer echten, entzündlichen Radikulitis hinzugesellen können. Frakturen einer oder mehrerer Rippen, Spondylitis, Osteoarthritis, Spondylolisthesis, subarachnoidale Blutungen, Porphyrie, Läsionen nach chirurgischen Eingriffen sowie zahlreiche andere Schädigungen können die Wurzeln in Mitleidenschaft ziehen.

Bei verschiedenen medullären bzw. spinalen Prozessen findet man das Lhermittesche Zeichen: bei Vornüberbeugen des Kopfes bzw. bei Druck auf den Scheitel verspürt der Patient plötzlich einen heftigen, »elektrisierenden« Schmerz entlang dem Rückgrat, der bis in die Beine ausstrahlt.

Bei *Schädigungen der hinteren Wurzel* – gleichgültig welcher Ursache – klagt der Patient zuerst über Schmerzhaftigkeit im entsprechenden Dermatom. Ihr folgen Parästhesien und objektive Sensibilitätsstörungen. Die Reizschwelle sinkt, dadurch entsteht im entsprechenden Segment eine Hyperästhesie, d. h. unter normalen Verhältnissen nicht schmerzhafte Reize werden als schmerzhaft empfunden, so Wärmereize u. a. Bei anhaltendem Reizzustand der Wurzel breitet sich die Hyperästhesie auf benachbarte Dermatome aus, was eine genaue Lokalisation erschweren kann. Der Reizzustand der hinteren Wurzel kann reflektorisch schmerzhafte Muskelspasmen auslösen, die über das Versorgungsgebiet der betreffenden Wurzel hinausgehen. Bewegungen der Wirbelsäule sowie Niesen, Husten und Betätigung der Bauchpresse, die zu einer Erhöhung des intraspinalen Drucks führen, spannen oder komprimieren die Wurzel und lösen in ihrem Versorgungsgebiet Schmerzen aus. Nicht nur die schmerzleitenden, sondern auch andere sensible Fasern sind betroffen, was das Vorhandensein von Parästhesien erklärt. Es wird über Taubheitsgefühl, »Einschlafen« von Gliedern und Empfindung von Nadelstichen geklagt. Objektive Sensibilitätsstörungen sind Hyp- oder gar Anästhesie im Versorgungsgebiet der befallenen Wurzel. Bei der Erkrankung einer einzelnen Wurzel ist die Anästhesie im allgemeinen nicht vollständig, da die Versorgungsgebiete der aufeinanderfolgenden Wurzeln sich teilweise überlappen (Überlagerung der Dermatome).

Die *Schädigung der vorderen Wurzel* bewirkt Muskelschwäche, -atrophie und u. U. Faszikulieren. Elektromyographisch lassen sich als Zeichen der Degeneration motorischer Zellen oder ihres peripheren Fortsatzes Fibrillationspotentiale nachweisen. Ausbreitung und Grad der Parese sind von wechselnder Intensität und davon abhängig, von wie vielen Segmenten der Muskel versorgt wird und wie viele Wurzeln geschädigt sind. Die Eigenreflexe können anfangs infolge eines Reizzustandes lebhaft sein; später sind sie jedoch abgeschwächt, ja können sogar fehlen, als Zeichen dafür, daß der efferente oder afferente Ast, möglicherweise beide Äste des Reflexbogens nicht mehr leistungsfähig sind.

Aufgrund radikulärer Läsionen können *trophische Veränderungen* an der Haut, im subkutanen Bindegewebe und an den Knochen auftreten, da partielle bzw. totale sensible Ausfälle eine Störung der Schutzmechanismen zur Folge haben. Ein Teil der trophischen Störungen kann aber auch spezifisches Symptom einer Schädigung des Sympathikus sein.

Diese Symptome können bei der Erkrankung einer jeden Wurzel auftreten. Es gibt außerdem Symptome, welche die Läsion bestimmter Wurzeln anzeigen, so weist die Hornersche Trias auf eine Schädigung der untersten zervikalen und der beiden oberen thorakalen Vorderwurzeln hin. Eine beiderseitige Läsion der 2. bis 4. sakralen vorderen Wurzeln führt zu Miktionsstörungen. Erkrankungen der Cauda equina haben eine schlaffe Lähmung zur Folge, die Sensibilitätsstörung tritt in »Reithosen«-Form auf, die Achillessehnenreflexe verschwinden, auch Sphinkterstörungen sind zu beobachten.

Echte Radikulopathien

Die Bezeichnungen *Radikulopathie* und *Radikulitis* bedeuten die selbständige Erkrankung von Wurzeln. Ihre erste symptomatologische Schilderung stammt von Déjerine (1916). Als ätiologische Faktoren sieht man entzündliche und degenerative Vorgänge an.

In ihrer *Symptomatik* können die Wurzelläsionen den Erkrankungen peripherer Nerven sehr ähnlich sein, was in manchen Fällen die Differentialdiagnose erschwert. Zur Diagnose einer Radikulopathie gehört, daß Schmerzen, Muskelschwäche, Muskelatrophie und Reflexabschwächung sich auf das Versorgungsgebiet bestimmter Wurzeln und nicht auf das von peripheren Nerven beziehen lassen. Oft sind die vordere und die hintere Wurzel in den Frühstadien der Erkrankung ungleich betroffen.

Hernia disci intervertebralis

Wie aus der Zusammenstellung auf Seite 139 ersichtlich, sind Wurzelsyndrome am häufigsten durch einen Prolaps (Protrusion, Hernienbildung) der Zwischenwirbelscheibe bedingt. Die Bandscheibe besteht aus zwei Teilen, aus einem weichen inneren Anteil, dem Nucleus pulposus, und einem harten ringförmigen Anteil, dem Anulus fibrosus. Im fibrösen Knorpel des Anulus spielen sich schon in relativ frühem Alter degenerative Vorgänge ab, welche die Unterbrechung seiner Kontinuität ermöglichen. Durch stärkere Belastung des Knorpels rupturiert der Anulus, und der Nucleus pulposus stülpt sich in den Spinalkanal vor, wo er einen Druck auf die Wurzel ausübt (Abb. 15).

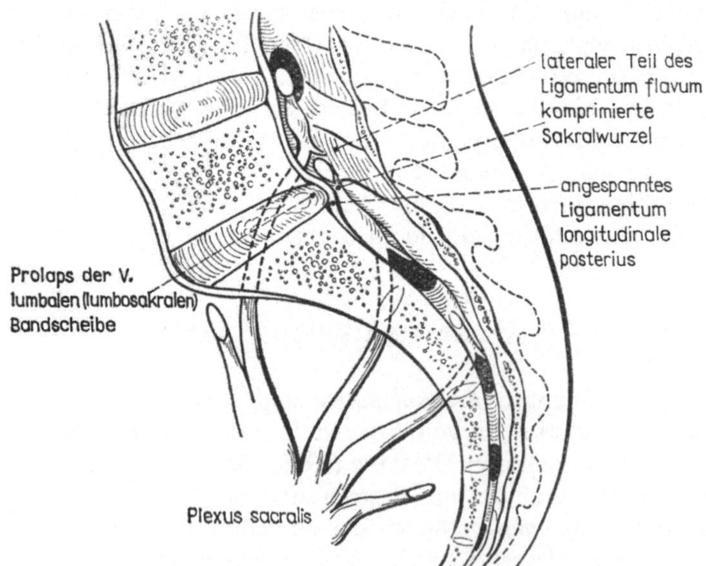

Abb. 15. Der Vorgang der Diskusherniation

Die Vorstülpung erfolgt meistens lateral, weil ihr medial das sehr starke Ligamentum longitudinale posterius Widerstand entgegensetzt.

Hernien sind an den untersten lumbalen und den unteren zervikalen Bandscheiben am häufigsten. Das Verhältnis zwischen den zervikalen und lumbalen Hernien beträgt etwa 1 : 15.

Lumbale Bandscheibenhernien

Lumbago und die meisten »Neuralgien« des Nervus ischiadicus, die sog. Ischias, sind auf eine traumatische Schädigung unterer lumbaler oder/und oberer sakraler Wurzeln durch Diskusprotrusion zurückzuführen. Diese kommt am häufigsten zwischen dem V. Lendenwirbel und dem Kreuzbein, etwas seltener an der IV. lumbalen Bandscheibe (zwischen den Wirbeln L IV und L V) vor. An den höheren lumbalen Scheiben ist sie selten. Diese Verteilung der Hernienbildung läßt sich dadurch erklären, daß infolge der statischen Verhältnisse die Belastungen am stärksten die untersten lumbalen Bandscheiben treffen, da das steife Kreuzbein keine weitere Kompensation erlaubt. Hinzu kommt, daß das Lig. longitudinale posterius im unteren Lendenteil schmaler und schwächer wird; somit kann die Protrusion der Bandscheibe in einem breiteren Bezirk zustande kommen. Die Vorstülpung erfolgt – wie erwähnt – meistens lateralwärts. Die Symptomatologie der selteneren medialen Diskushernien ist der der Geschwülste der Cauda equina ähnlich.

Unter den *allgemeinen Symptomen* der lumbalen Diskushernien tritt gewöhnlich zuerst der Schmerz auf, und zwar in der Lendengegend. Meistens erst später strahlt er an der Außen- oder Innenseite oder der unteren Extremität entlang in die Knöchel oder bis in die Zehen aus. Aus der Lumbago wird eine Lumbo-Ischialgie. Husten, Niesen, Stuhlentleerung und Bewegungen der Wirbelsäule verursachen plötzliche Zunahme und Ausstrahlung des Schmerzes. Das Heben der gestreckten unteren Extremität löst Schmerzen nicht nur im Bein, sondern auch in der Lendengegend aus (Lasèguesches Zeichen). Im Liegen sind die Schmerzen meistens erträglicher, da sich dann die Wirbel voneinander entfernen und dadurch der Druck der Hernie auf die Wurzel abnimmt. Dieses Zeichen ist differentialdiagnostisch bedeutungsvoll, da sich die Schmerzen bei Geschwülsten der Cauda equina entgegengesetzt verhalten; sie nehmen nämlich im Liegen zu. Mitunter sind die Anteile des N. ischiadicus, die über eine harte Unterlage verlaufen, druckempfindlich (Valleixsche Punkte). Schmerzen hindern den Kranken, sich mit gestreckten Beinen vornüber zu beugen (Neusches Zeichen). Gelegentlich lösen Nadelstiche in der Kniebeuge eine Schmerzreaktion aus (LÉRI). Meistens bestehen Parästhesien und objektive Sensibilitätsstörungen. Ihre segmentale Ausbreitung ist für die Höhendiagnose von Bedeutung, ebenso die Abschwächung bzw. der Ausfall des Achillessehnen- oder Patellarsehnenreflexes und die Verteilung einer evtl. vorhandenen herabgesetzten Muskelkraft (Abb. 16). Oft sind die Bewegungen der Wirbelsäule, wenn auch nur geringfügig, gehemmt. Eine Skoliose kann mit ihrer Konvexität nach der Seite der Hernie, aber auch nach der entgegengesetzten Seite gerichtet sein. Fast nie fehlt eine paravertebrale Druckempfindlichkeit, seltener ist der Processus spinosus in Höhe der Protrusion empfindlich.

Eine intraspinale Geschwulst, die eine oder mehrere lumbosakrale Wurzeln komprimiert, oder ein Tumor des N. ischiadicus kann die gleichen Symptome hervorrufen.

Zervikale Bandscheibenhernien

Am häufigsten (in 70% der Fälle) entsteht ein zervikaler Bandscheibenprolaps zwischen dem VI. und VII. Halswirbel. Dadurch wird die 7. Halswurzel komprimiert. Die zweithäufigste Lokalisation ist die zwischen dem V. und VI. Halswirbel mit Läsion der 6. Wurzel (in 25% der Fälle). Seltener kommt eine Protrusion zwischen dem VII. Hals- und I. Brustwirbel vor; geschädigt wird die 8. Halswurzel. An der oberen Halswirbelsäule sind Protrusionen höchste Seltenheit.

Auch in der Symptomatik der zervikalen Diskusvorstülpungen steht der Schmerz – Zervikobrachialgie – im Vordergrund. Er wird medial vom Schulterblatt, manchmal in die pektorale Region lokalisiert und strahlt in die Schulter und die obere Extremität bis in die Hand bzw. die Finger aus. Auch hier ist die Ausbreitung des Schmerzes davon abhängig, welche Wurzel betroffen ist. Allein jedoch genügt seine topographische Verteilung am Unterarm für eine genaue Höhendiagnose nicht. Beugung des Kopfes nach der erkrankten Seite hin

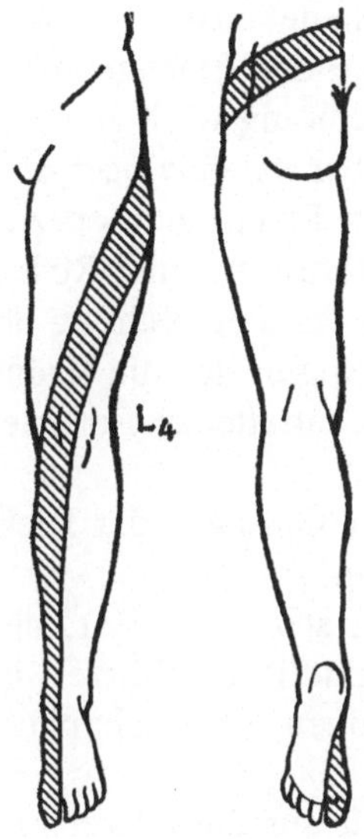

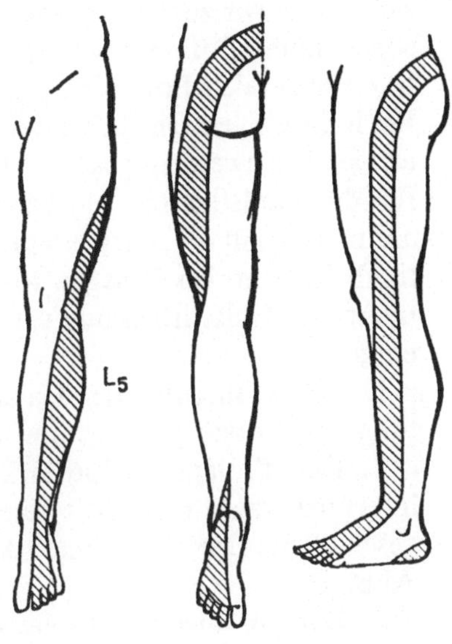

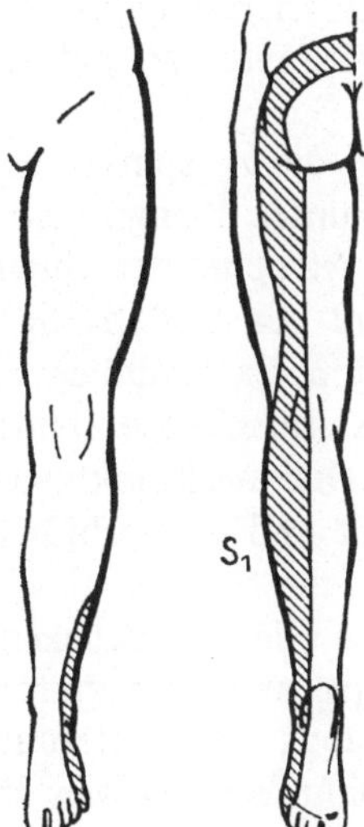

Abb. 16.

Bandscheibe L III, Wurzel L_4
Schmerzen, subjektive und objektive Sensibilitätsstörungen auf der Vorderseite der unteren Extremität, am Fuß an der großen Zehe.
Patellarsehnenreflex abgeschwächt oder fehlend.
Parese des Quadriceps femoris und der Extensoren des Fußes.

Bandscheibe L IV, Wurzel L_5
Schmerzen, subjektive und objektive Sensibilitätsstörungen auf der Außenseite der unteren Extremität, am Fuß im Bereich der medialen Zehen.
Tiefe Reflexe normal.
Parese der Fuß- und Zehenstrecker.

Bandscheibe L V, Wurzel S_1
Schmerzen, subjektive und objektive Sensibilitätsstörungen auf der Hinterseite der unteren Extremität und im Bereich der lateralen Zehen.
Achillessehnenreflex abgeschwächt oder fehlend.

löst in der Regel Schmerzen im betroffenen Segment aus; diese steigern sich, wenn wir zugleich einen Druck auf den Scheitel ausüben. Dieses sogenannte »Foramensymptom« entsteht infolge der Einengung der intervertebralen Foramina (die richtigere Bezeichnung wäre Kanäle). Bei linksseitigen Diskushernien wird mitunter über »Angina pectoris«-artige Beschwerden geklagt. Für die sonstigen Symptome, speziell für die Parästhesien, objektiven Sensibilitätsstörungen und Reflexanomalien gilt – mutatis mutandis – das bei der Besprechung der lumbalen Hernien Gesagte. Röntgenologisch erweisen sich die Krümmung der Halswirbelsäule verwaschen und das betreffende Foramen eingeengt.

Die Diskushernien der Halswirbelsäule lassen sich nach der Richtung der Vorstülpung in drei Gruppen einteilen.

1. Der Prolaps stülpt sich nach *lateral*, nach dem Foramen intervertebrale vor. Nur die in diesem befindliche Wurzel ist geschädigt. Die Syndrome der einzelnen Höhen veranschaulicht Abb. 17.

2. Der paramediane Prolaps drückt zum Teil auf die lateral verlaufende Wurzel, zum Teil auf das Hinterhorn und den Seitenstrang des Rückenmarks. Es finden sich die soeben beschriebenen radikulären Symptome, außerdem Zeichen gleichseitiger Pyramidenbahnschädigung sowie kontralaterale Hypalgesie und Thermohypästhesie (partielles Brown-Séquardsches Syndrom). Die Symptomatik gleicht der einer extramedullären Geschwulst.

3. Durch eine mediane Diskushernie gelangen die A. spinalis ant. und der vordere Abschnitt des Rückenmarks unter Kompression. Das klinische Bild erinnert infolge Parese und Atrophie der Unterarm- und kleinen Handmuskeln sowie aufgrund der beiderseitigen Pyramidenbahnsymptome im Bereich der unteren Extremitäten an die Symptomatologie der amyotrophischen Lateralsklerose. Differentialdiagnostisch ist zu beachten, daß bei Diskuserkrankungen Bewegungen des Kopfes nicht selten schmerzhaft und eingeschränkt sind.

Bei Wurzelschmerzen im Bereich des Nackens oder des Rückens sind differentialdiagnostisch außer Diskusprolaps andere raumfordernde Vorgänge des Spinalkanals und des Foramen intervertebrale zu erwägen. Auch eine extraspinale Kompression von Nerven ist in Betracht zu ziehen, z. B. eine Einengung des kostoklavikulären Raums, Halsrippe usw. (vgl. S. 153).

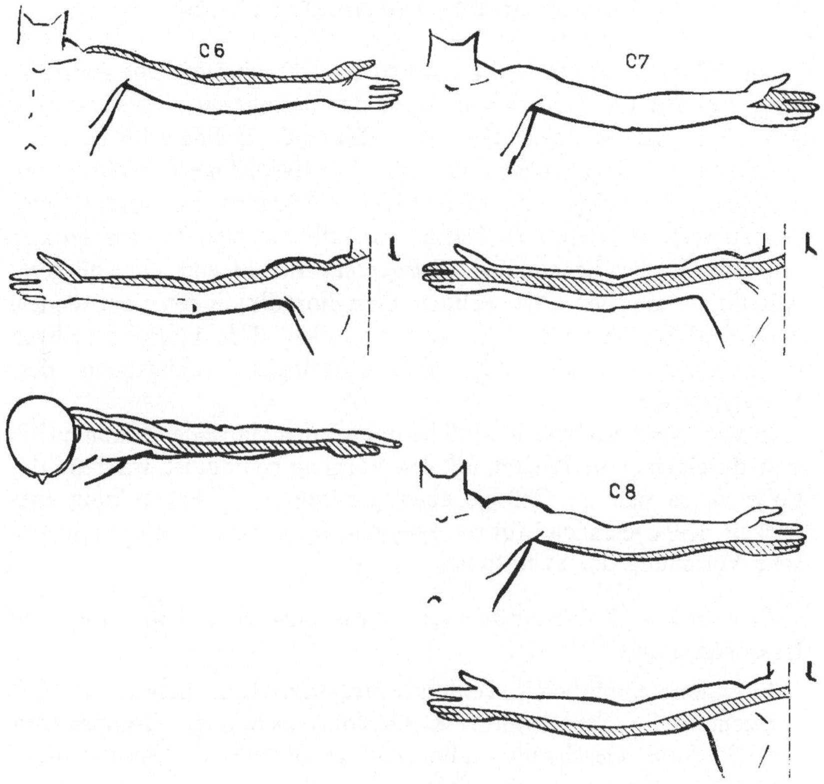

Abb. 17.

Bandscheibe C V, Wurzel C_6
Der Schmerz strahlt auf die Außenseite des Armes aus. Parästhesien, Hypästhesie und Hypalgesie am Daumen. Bizeps- und Radiusreflex sind abgeschwächt. Schwäche des Bizeps.

Bandscheibe C VI, Wurzel C_7
Der Schmerz strahlt auf die hintere und laterale Seite des Armes aus.
Parästhesien, Hypästhesie und Hypalgesie am 2. und 3. Finger.
Trizepsreflex abgeschwächt.
Schwäche im 2. und 3. Finger.

Bandscheibe C VII, Wurzel C_8
Der Schmerz strahlt auf die hintere und mediale Seite des Armes aus.
Parästhesien, Hypästhesie und Hypalgesie am 4. und 5. Finger.
Reflexe: o.B.
Schwäche im 4. und 5. Finger.

Neuropathien, Polyneuropathien

Die früher und zum Teil auch heute noch gebräuchliche Bezeichnung *Neuritis* für die Erkrankungen der peripheren Nerven – mit Ausnahme der Geschwülste – ist irreführend, da eine echte Entzündung nur bei einer kleinen Gruppe der »Neuritiden« nachweisbar ist. In der überwiegenden Mehrzahl der Fälle ist der histologische Prozeß rein degenerativer Natur; deshalb hat sich in den letzten Jahrzehnten die Benennung *Neuropathie* zunehmend eingebürgert. Allerdings gleichen die echten Ganglioradikulitiden, bei denen die Spinalganglien und Wurzeln entzündlich, d. h. in Form zelliger Infiltration, erkrankt sind, symptomatologisch weitgehend den »Neuropathien«.

In ätiologischer Hinsicht muß betont werden, daß eine Mononeuritis stets durch einen peripheren lokalen Vorgang bedingt ist, während die Polyneuritis sich im Gefolge einer generalisierten Erkrankung entwickelt. Kennzeichnend für die Polyneuritis ist deshalb die symmetrische Verteilung der Symptome.

Eine *lokale Nervenschädigung (»Mononeuritis«)* kann folgende Ursachen haben:

Infektion: Diphtherie, Tetanus, Streptokokken, Lepra;
mechanische Schädigung: Kontusion, Dehnung, Kompression (z. B. durch Geschwulst), abnorme Körperhaltung (Berufsschädigung), Fibrose, Arthritis, Ödem;
örtliche chemische Einwirkung (bei Injektion): Arsen, Quecksilber, Penicillin, konzentrierte Glukose usw.;
ungeklärte Ursachen.

Die generalisierte Neuropathie (»Polyneuritis«) kann folgende Ursachen haben:

bakteriotoxische Einwirkungen: Diphtherie, Streptokokken, Tuberkulose, Typhus, Malaria, Gonokokken;
Viren: akute fieberhafte Polyneuritis (Polyradikuloganglionitis);
chemische Einwirkungen: Arsen, Blei, Quecksilber, Wismut, Phosphor, Silber, Thallium, Triorthokresylphosphat, Kohlenmonoxyd, Kohlendisulfid, Trichloräthylen, Dinitrotoluol, Methylalkohol, Isoniazid, Sulfonamide;
Seren und Vakzinationen;

Stoffwechselstörungen: Vitaminmangel, z. B. bei Magenresektion, chronischem Alkoholmißbrauch, Beri-beri, Pellagra, Sprue, Hyperemesis gravidarum, Diabetes mellitus, Anaemia perniciosa, Porphyrie, Gicht, Kachexie, Amyloidose;
Gefäßerkrankungen: Arteriosklerose, Polyarteriitis (Periarteriitis) nodosa, Erythematodes, Winiwarter-Buergersche Krankheit;
degenerative sensible oder motorische Neuropathie, Geschwülste verschiedener Organe;
erbliche Erkrankungen: Déjerine-Sottassche, Refsumsche, Denny-Brownsche Krankheit;
ungeklärte Ursachen.

Symptomatik. Bezüglich der Lokalisation, der Schwere und der Entwicklungsgeschwindigkeit unterscheiden sich die Einzelfälle erheblich, ebenso hinsichtlich des Vorwiegens motorischer oder sensibler Symptome. Dennoch können wir uns eine allgemeine Charakterisierung erlauben, die von der Ätiologie und Lokalisation unabhängig ist.

Sensible Symptome. Schmerz kann im Versorgungsgebiet des bzw. der befallenen Nerven bestehen. Sein Charakter ist dumpf, stechend, schneidend oder brennend; er kann sich aber auch aus einer Mischung solcher Schmerzqualitäten zusammensetzen. Bei Bewegungen des Körperteils, der durch den erkrankten Nerv versorgt wird, pflegt sich der Schmerz zu intensivieren, insbesondere wenn die Bewegung mit einer Dehnung des Nerven einhergeht. Über Parästhesien (Einschlafen gewisser Körperteile, Kribbeln, Ameisenlaufen usw.) wird geklagt. Die Sensibilitätsstörungen sind gewöhnlich symmetrisch; am häufigsten sind Hypästhesie und Hypalgesie, nicht selten jedoch Hyperästhesie und Hyperalgesie. Oft besteht eine zunehmende Empfindlichkeit bei Muskelkompression. Die Sensibilitätsstörungen sind bei der Polyneuritis bzw. Polyneuropathie distal ausgeprägter; sie können »handschuh-« bzw. »strumpfförmig« begrenzt sein.

Motorische Symptome. Der Schweregrad der Muskelschwäche, die der Läsion des peripheren Neurons (s. S. 178) entspricht, kann ebenfalls unterschiedlich sein. Die Parese ist distal ausgeprägter. Eine vollkommene Lähmung kommt verhältnismäßig selten vor. In der akuten Phase können die Eigenreflexe lebhaft sein, bald werden sie jedoch schwächer, um schließlich ganz zu erlöschen. In der Spätphase kann es infolge von Kontrakturen bzw. Fibrose zu partieller oder vollständiger Fixation der Gelenke kommen.

Vegetative Störungen sind nicht konstant und können neben den sensiblen und motorischen Symptomen unbeachtet bleiben. Nicht selten läßt sich bereits in der Anfangsphase eine Hyperhidrosis beobachten, ferner als Folge der Erkrankung vasomotorischer Fasern eine abnorm starke oder verringerte lokale Reaktion auf Temperaturwechsel. Bei längerer Krankheitsdauer wird die Haut dünn und schuppig, es kommt zur Deformation der Nägel und zur Osteoporose.

Die *Diagnose einer Neuropathie* kann aufgrund der Art der Beschwerden und der Topographie der Symptome gestellt werden. Rückenmarksläsionen lassen sich meistens schon früh ausschließen, da bei diesen Pyramidensymptome vorhanden sind. Frühfälle von Syringomyelie können symptomatisch der Neuropathie ähnlich sein. Bei der Poliomyelitis acuta werden im allgemeinen von den Lähmungen proximale Muskelgruppen betroffen; obwohl die Muskeln nicht selten schmerzhaft sind, kommen echte Sensibilitätsstörungen nur gelegentlich und nur in der akuten Phase vor. Bei der Trichinose und Dermatomyositis sind die schmerzhaften Muskeln häufig paretisch; es fehlen aber Sensibilitätsstörungen, und die Eigenreflexe bleiben auslösbar. Bei hysterischen Anfällen gelangen zwar distale motorische und sensible Störungen zur Beobachtung, jedoch in wechselnden und bizarren Formen, wobei die sonstigen Merkmale der Neuropathie fehlen. Die Berücksichtigung der Persönlichkeit des Patienten hilft uns im allgemeinen, die richtige Diagnose zu stellen.

Erkrankungen der Wirbelsäule

Am häufigsten kommen Erkrankungen des Bandapparates, der Wirbelkörper (Spondylose) und degenerative, nicht entzündliche Veränderungen der kleinen Gelenke (Spondylarthrose) vor. Diese Krankheitsbilder überschneiden sich gewöhnlich.

Spondylarthrosis deformans

Sie verursacht oft bereits im mittleren Lebensalter beträchtliche Beschwerden. Besonders bei frühem Beginn wird sie häufig mit einer entzündlichen Arthritis verwechselt.

Symptome. Die Schmerzen sind uncharakteristisch, kaum lokalisierbar, am stärksten nach Ruhe, so morgens beim Aufstehen. Anstrengungen und fieberhafte Krankheiten verstärken sie. Im Gegensatz zur Arthritis tritt keine völlige Erstarrung, auch keine erhebliche Bewegungseinschränkung der Wirbelsäule ein. Sekundär verengen sich die Foramina intervertebralia; durch Druck auf die austretenden Nerven entstehen dann typische radikuläre Schmerzen. Die Einengung der Foramina ist röntgenologisch auf Schrägaufnahmen zu erkennen.

Die Krankheit nimmt einen unterschiedlichen Verlauf. Mitunter hören die Beschwerden für längere Zeit auf. Bei Exazerbationen der Schmerzen wird die paravertebrale Muskulatur druckempfindlich, die Bewegungen der Wirbelsäule werden schmerzhaft und eingeschränkt. Das Lasèguesche Zeichen ist oft positiv. Im Gegensatz zur echten Radikulitis treten objektive Sensibilitäts- und Reflexstörungen erst in fortgeschrittenen Stadien auf.

Spondylarthritis ankylopoetica (Bechterew-Strümpell-Pierre-Mariesche Krankheit)

Sie kommt bei Männern zehnmal häufiger vor als bei Frauen. Die leptosome Konstitution gilt als prädisponierender Faktor. Erkrankt sind die intervertebralen, kostovertebralen und ileosakralen Gelenke, seltener auch die Gelenke des Becken- und Schultergürtels. Im Gegensatz zur Spondylarthrosis sind die Schmerzen heftig und nahezu ständig vorhanden. Sie lokalisieren sich vornehmlich im Wirbelsäulenbereich, strahlen aber auch in die Beine aus und nehmen nach Ruhe in der »Einlenkungsperiode« zu. Auch Niesen oder Husten steigern sie, was im Frühstadium leicht Anlaß zur Verwechslung mit einer Diskopathie sein kann. Besonders typisch und diagnostisch richtunggebend sind die Versteifung der Halswirbelsäule mit der charakteristischen Haltung, der Gang und die durch Thoraxstarre bedingte Einschränkung der Atemexkursion.

Spondylitis tuberculosa

Unter den entzündlichen Erkrankungen der Wirbelsäule ist die tuberkulöse Spondylitis die wichtigste. Sie bevorzugt das Alter zwischen 20 und 30 Jahren, kann aber in jedem Lebensalter auftreten. Am häufigsten erkranken die IX. und X. thorakalen und die II. und III. lumbalen Wirbel. Die klassische Symptomentrias: Gibbus, Senkungsabszeß und Rückenmarksymptomatik, muß nicht vollständig sein. Zuerst tritt der heftige Rückenschmerz auf, der lange Zeit die einzige Manifestation der Krankheit sein kann, Er strahlt oft in die Extremitäten aus. Es besteht Subfebrilität; die Senkungsgeschwindigkeit der Erythrozyten ist beschleunigt. Der röntgenologische Nachweis eines Senkungsabszesses klärt die Diagnose. Schon früher können jedoch als wichtige röntgenologische Veränderungen eine Verschmälerung der Intervertebralräume und Osteoporose nachgewiesen werden.

Als weitere Ursachen spondylitischer Herde kommen die Bangsche Krankheit, seltener der Typhus in Betracht. Jedenfalls ist die serologische Untersuchung in nicht völlig geklärten Fällen von Spondylitis, ja bei allen länger bestehenden unklaren Rückenschmerzen unbedingt geboten.

Scheuermannsche Krankheit (Kyphosis dorsalis adolescentum sive juvenilis)

An dieses Krankheitsbild soll man bei Lenden- und Rückenschmerzen junger Individuen denken. Pathogenetisch bedarf es noch der Klärung; Bedeutung dürfte einer konstitutionellen Schwäche der Wirbelsäule, endokrinen Störungen und einer Osteoporose der Wirbel zuzumessen sein. Auch unregelmäßiges Wachstum dürfte eine Rolle spielen.

Symptome. Anfangs klagt der Patient nur über Rückenschmerzen. Diese verstärken sich, die Processus spinosi werden druckempfindlich, die Beweglichkeit der Wirbelsäule wird eingeschränkt. Allmählich nimmt die Kyphose der Brustwirbelsäule zu, die Wirbel werden keilförmig deformiert. Nach dem 16. Lebensjahr etwa kommt der Prozeß in der Regel zum Stillstand, jedoch verursachen die Veränderungen auch im Erwachsenenalter noch quälende Schmerzen.

Sonstige häufigere Knochenveränderungen der Wirbelsäule sind Osteomalazie, Osteoporose, Pagetsche Krankheit und Ostitis fibrosa generalisata Recklinghausen. Bei lange bestehenden Rückenschmerzen und Ischialgien, besonders bei bejahrten Patienten, sind Knochenmetastasen und Myelome in Erwägung zu ziehen. Als wichtigstes diagnostisches Verfahren gilt die Röntgenuntersuchung. Bei Metastasen kann sich allerdings im Anfangsstadium der Befund auf eine Osteoporose beschränken. Die Bestimmung der alkalischen Phosphatase im Serum sowie die Sternalpunktion können zur Diagnose beitragen bzw. diese erhärten.

Spinale Geschwülste

Oft und lange Zeit hindurch sind Schmerzen im Bereich der Extremitäten, vorwiegend der Beine, die einzige Beschwerde bei intramedullären, intraduralen-extramedullären und extraduralen Geschwülsten (s. S. 129). Myelitis, multiple Sklerose und Radikulitis können mit ähnlichen Schmerzen einhergehen.

Eine besondere Geschwulstart der Wirbelsäule stellt das Hämangiom dar, das in erster Linie an den III. bis IX. Brustwirbeln zu finden ist. Es kann Schmerzen, Symptome der Rückenmarkskompression und pathologische Frakturen bedingen.

Krankheitsbilder mit mechanischer Nerven- und Gefäßschädigung (»neurovaskuläre Syndrome«)

Diese Syndrome werden durch Kompression der Nerven und Arterien des Armes ausgelöst und manifestieren sich gewöhnlich nur bei gewissen Armhaltungen. Selbst bei kongenitalen Anomalien äußern sich die klinischen Symptome dieser Erkrankungen oft erst nach dem 30. Lebensjahr.

Das häufigste Symptom ist auch hierbei der Schmerz, der sich meistens in der Schulter, im Arm und in der Hand ausbreitet. Manche Patienten klagen über eigentümliche Empfindungen; sie vermögen ihren Arm nur schwer zu bewegen, er »schläft ein«, zugleich bestehen auch andere Parästhesieformen. Nicht seltene Begleiterscheinung ist das Raynaudsche Syndrom, die lokale Synkope der Arteriolen und kleinen Venen an einem oder an mehreren Fingern. Rötung und Schwellung des Armes und Muskelschwäche können das Krankheitsbild vervollständigen.

Die häufigsten Ursachen sind folgende:

a) Beim *kosto-klavikulären Syndrom* ist der Spalt zwischen Schlüsselbein und erster Rippe eingeengt. Die Kompressionserscheinungen treten am ausgeprägtesten beim Abwärts- und Rückwärtsziehen des Armes sowie bei tiefem Einatmen auf. Hierbei wird der Radialispuls schwach. Das Syndrom kommt vorwiegend bei Männern mit faßförmigem Brustkorb vor, da bei diesem die Entfernung zwischen erster Rippe und Schlüsselbein zu gering ist.

b) *Zervikokostales Syndrom.* Eine überzählige Halsrippe ist auf dem Röntgenbild sichtbar. Bekanntlich muß diese keine entsprechenden Beschwerden oder Symptome zur Folge haben. Leidet der Patient unter Schmerzen, so sind diese nachts heftiger und intensivieren sich auch bei hängenden Armen sowie beim Senken der Schulter. Stützt sich der Patient dagegen auf seinen Ellenbogen, hebt seine Schulter oder wendet seinen Kopf in die Richtung der Läsion, so verschwindet der Schmerz. Nach langem Krankheitsbestehen wird die ulnare Muskulatur paretisch und atrophisch. Ein Hornersches Syndrom kann hinzutreten.

c) *Hyperabduktions-Syndrom.* Bei der maximalen Abduktion der Arme wird der Radialispuls auch unter normalen Verhältnissen schwächer. In manchen Fällen tritt Pulslosigkeit auf, und der Blutkreislauf im betroffenen Arm sistiert zeitweilig. In der ganzen Extremität wird ein zunehmendes Schmerz- und Taubheitsgefühl wahrgenommen.

d) *Skalenussyndrom.* Charakteristisch dafür ist, daß der Puls sich jeweils dann abschwächt, wenn der Kopf stark nach der entgegengesetzten Seite gewendet wird. Auch tiefe Einatmung verstärkt die Beschwerden. Prädisponierend sind langer Hals und hängende Schultern. Ab und zu läßt sich eine Druckempfindlichkeit am Ansatzpunkt des M. scalenus beobachten.

e) *Skapulokostales Syndrom.* Die Schmerzen beginnen in der Schulterblattgegend und strahlen in den Hals, den Schultergürtel, den Ober- und Unterarm aus. Die Beschwerden dauern über Jahre an, häufig von vollkommenen Remissionen unterbrochen. Ursache hierfür ist eine Störung der Koordination der Bewegungen des Brustkorbs und des Schulterblatts, besonders bei Individuen mit schlechter Haltung. Die Druckempfindlichkeit der Skapula ist als diagnostisches Zeichen zu verwerten.

f) *Schultzesche Brachialgie* (Brachialgia paraesthetica nocturna). Sie kommt nur bei jungen Frauen vor, besteht gleichzeitig an beiden Armen und entwickelt sich langsam. In Armen und Händen treten, gewöhnlich nur nachts, Schmerzen ischämischer Art auf, die meistens nicht den Segmentgrenzen folgen. Allgemein macht man dafür niedrigen Blutdruck oder insbesondere venöse Kreislaufstörungen verantwortlich.

g) *Karpaltunnel-Syndrom.* Infolge Verdickung des Ligamentum carpi transversum wird der N. medianus durch Kompression geschädigt, was zu Parästhesien und Schmerzen führt. Diese Beschwerden verstärken sich nachts. Besonders charakteristisch ist, daß die Schmerzen nicht nur peripher von der Kompressionsstelle, d.h. an den Händen, auftreten, sondern retrograd bis zum Ellenbogen ausstrahlen. Nicht selten wird deshalb das Syndrom mit einem Schultergürtelprozeß verwechselt. Die Schmerzen sind krampfartig, brennend oder dumpf und können durch Dorsalflexion der Hand und Druck auf den Canalis carpi provoziert werden. Als typisch gilt, wenn eine manuelle Tätigkeit (Schreiben, Stricken) sie auslöst. Motorische Symptome lassen sich nur gelegentlich beobachten; bei langem Bestehen dieses Krankheitsbildes atrophiert die Muskulatur des Daumenballens.

Schrifttum

Brain, L.: Diseases of the Nervous System. Oxford University Press 1962.

Bodechtel, G.: Differentialdiagnose neurologischer Krankheitsbilder. Thieme, Stuttgart 1963.

Clara, M.: Das Nervensystem des Menschen. Barth, Leipzig 1959.

Glauber, A.: Az orthopédia tankönyve (Lehrbuch der Orthopädie). Medicina, Budapest 1963.

Greenfield, J. G.: Neuropathology. Arnold, London 1963.

Jackson, R.: The Cervical Syndrome. Thomas, Springfield/Ill. 1966.

Mosonyi, L.: Határterületi differenciáldiagnosztika (Differentialdiagnostik im Grenzgebiet). Medicina, Budapest 1966.

Schade, J. P.: Einführung in die Neurologie. Fischer, Stuttgart 1970.

X. Mit Muskelveränderungen einhergehende Krankheiten

von

Margit Gallai

Erkrankungen der Skelettmuskulatur begegnet sowohl der Internist als auch der Neurologe häufig. In den letzten beiden Jahrzehnten nahm das Interesse für diese Krankheitsbilder in steigendem Maße zu, und eine intensive Forschungsarbeit bereicherte unser Wissen durch zahlreiche neue Daten und Erkenntnisse.

Für eine Gliederung der einschlägigen Erkrankungen wäre zweifellos eine auf der Pathogenese basierende die richtige Grundlage; jedoch sind für eine solche Einteilung unsere gegenwärtigen Kenntnisse nicht ausreichend. Am besten gehen wir vom histopathologischen Bild der Muskelbiopsie aus. Für die Diagnostik der Muskelkrankheiten ist sie zur Zeit unerläßlich.

Die Muskelprozesse lassen sich in zwei große Gruppen einordnen. Eine *neurogene Muskelatrophie* liegt vor, wenn die Muskelveränderung in Abhängigkeit von der Erkrankung des Nervensystems entsteht. Diese Erkrankungen gehören in den Bereich der Neurologie. Deshalb behandeln wir sie nur skizzenhaft am Ende dieses Kapitels.

Eingehender besprechen wir die zweite große Gruppe, d. h. die *Muskelerkrankungen*, die in dem Sinne als *primär* zu bezeichnen sind, daß das Nervensystem intakt bleibt und die Erkrankung der Muskeln nicht Folge einer Funktionsstörung des Nervensystems ist; der Krankheitsvorgang setzt in der Muskulatur unabhängig von einer Innervationsstörung ein.

»Primäre« Muskelerkrankungen

Als solche bezeichnen wir, wie gesagt, jene Krankheiten der Muskeln, die ohne Beteiligung des Nervensystems zustande kommen:

1. Dystrophien
   - Dystrophia muscularis progressiva
     - Duchennescher pseudohypertrophischer Typ

Schulter-Beckengürtel-Typ
fazioskapulohumeraler Typ
distale Form
okuläre Form (Dystrophie der Augenmuskeln)
Dystrophia myotonica
2. Myotonia congenita
3. Myasthenia gravis
4. Seltenere Myopathien
Erkrankungen des Sarkoplasmas
Glykogen-Myopathien
»central-core«-Krankheit
paroxysmale Myoglobinurie
Erkrankungen mit Entartung des Sarkolemms und des endoplasmatischen Retikulums
periodische Lähmung
hypokaliämische Form
hyperkaliämische Form
normokaliämische Form
Erkrankung der Myofibrillen
»nemaline myopathie«
Krankheitsbilder mit Mitochondrienveränderungen
Vermehrung der Mitochondrien
Myopathie mit Riesenmitochondrien
Erkrankungen des Muskelinterstitiums
Myositis ossificans generalisata
primäre Amyloidose
5. Muskelveränderungen bei endokrinen Krankheiten
Hyperthyreose
Hypothyreose
Hypo- und Hyperparathyreoidismus
Hyperinsulinismus
Diabetes mellitus
Cushing-Syndrom
hypophysäre Funktionsstörungen
Kontrakturen bei Morbus Addison
Muskeldystrophie der Menopause
6. Entzündliche Muskelkrankheiten (Myositiden) mit nachweisbarem Krankheitserreger in den Muskeln mit unbekannter Ätiologie

Polymyositis
Dermatomyositis
Neuromyositis
interstitielle Myositis
Muskelsarkoidose

7. angeborene Muskeldefekte und Muskelveränderungen
8. Traumen
   posttraumatische Myositis ossificans
   Tibialis-anterior-Syndrom
   Kälteschäden
9. Kreislaufstörungen
10. Muskelbeteiligung bei Infektionskrankheiten
11. Muskelatrophien infolge Mangelernährung und Kachexie sowie im Senium
12. Muskelgeschwülste

Dystrophien

Dystrophia muscularis progressiva. Das Krankheitsbild stellt eine primäre Degeneration der Skelettmuskulatur ohne pathologische Veränderungen des Nervensystems dar. Klinische Charakteristika sind symmetrische Muskelatrophie und -schwäche bei erhaltener elektrischer Erregbarkeit und intakter Sensibilität. Häufig kann familiäres Auftreten bzw. Erblichkeit nachgewiesen werden. Das Krankheitsbild und der histopathologische Befund wurden 1891 eingehend von Erb geschildert. Bereits vor etwa 100 Jahren wurde durch Rosenthal nachgewiesen, daß bei dieser Erkrankung die Ausscheidung von Kreatinin im Urin vermindert, und vor 60 Jahren haben Levine und Kristeller mitgeteilt, daß dagegen die Ausscheidung von Kreatin gesteigert ist (normalerweise liegt der obere Grenzwert für Kreatin im 24 Stunden-Urin bei Männern um 150 mg; bei Frauen kann er beinahe das Doppelte erreichen; Wilder).

Die Aminosäurenausscheidung kann gesteigert, die Blutzuckerbelastungskurve pathologisch und der Grundumsatz erniedrigt sein. Der Gesamtkaliumbestand des Organismus ist vermindert, der Serumkaliumwert normal.

Der Gehalt des Serums an gewissen Enzymen ist erhöht, vor allem in der aktiven Phase der Erkrankung. Allerdings kann eine gesteigerte Enzymaktivität im Serum auch bei anderen degenerativen Krankheiten vorkommen. Diese Enzyme sind Aldolase, Kreatinphosphokinase, Phosphohexoisomerase, Milchsäuredehydrogenase und Transaminasen. Bei neurogener Muskelatrophie sind sie im allgemeinen nicht erhöht. Im dystrophischen Muskelgewebe selbst ist die Enzymtätigkeit vermindert.

Der Kreatinkinasewert im Blutserum ist nicht nur bei den manifest Kranken, sondern auch bei ihren symptomatisch gesunden Angehörigen gesteigert, welche die krankhafte Anlage tragen und weiter vererben.

Das *histologische Bild* wird dadurch charakterisiert, daß normale, atrophische und hypertrophische Muskelfasern vermischt nebeneinander liegen und die Fasern einen abgerundeten Querschnitt zeigen. Einige Zellkerne sind in das Innere der Muskelfasern eingewandert. Das endomysiale Bindegewebe ist vermehrt, entzündliche Zeichen fehlen. Besonders die vergrößerten Fasern lassen strukturelle Veränderungen – Verschwinden der Querstreifung, körnigen Zerfall – erkennen. Die Nervenelemente bleiben intakt, Regenerationserscheinungen an den Muskelfasern sind nicht vorhanden. Der histopathologische Prozeß geht in eine Muskelzirrhose mit atrophischen Muskelfasern inmitten gewucherten Bindegewebes über.

Man unterscheidet klinisch verschiedene Typen der Krankheit. Walton und Nattrass teilen die häufigeren Typen in folgende drei Gruppen ein: 1. Typ Duchenne, 2. Schulter-Beckengürtel-Typ und 3. fazioskapulohumeraler Typ. Seltener kommen die distale und die ophthalmoplegische Form vor.

Im Elektromyogramm findet man in Ruhe elektrische Stille, bei Muskelkontraktion Amplitudenverminderung und Verkürzung der Potentiale, bei Maximalinnervation – trotz grober Parese – relativ dichtes Aktivitätsmuster und vermehrte Polyphasie.

Der *Typ Duchenne* vererbt sich geschlechtsgebunden rezessiv und manifestiert sich klinisch bei Knaben im Alter von 1 bis 3 Jahren in einer Schwäche der unteren Extremitäten und in Watschelgang. Charakteristisch ist die *Pseudohypertrophie* der Wadenmuskulatur. Die rasche Progression führt zur völligen Gehunfähigkeit. Meistens wird sie von klinisch beschwerdefreien Frauen auf ihre Söhne übertragen. Nach neueren genetischen Forschungen läßt sie sich auf eine Abnormität des X-Chromosoms zurückführen. Frauen erkranken deshalb viel seltener, weil sie über zwei X-Chromosomen verfügen; das Intaktsein einer von beiden genügt, um die klinische Manifestation zu verhindern. Jedoch auch bei solchen Anlageträgerinnen können mit Hilfe der Serumenzymuntersuchungen und der Muskelbiopsie geringfügige Abweichungen nachgewiesen werden. Bei dieser Form ist deshalb mit großer Wahrscheinlichkeit die Voraussage möglich, ob eine Frau aus einer dystrophischen Familie die Krankheit weiter vererben wird oder nicht.

Beim *Schulter-Beckengürtel-* (»limb-girdle«) *Typ* ist der Erbgang autosomal rezessiv. Die Erkrankung tritt bei Männern wie auch bei Frauen auf. Im Alter von etwa 10 Jahren lassen sich die ersten Symptome feststellen, entweder am Becken- oder am Schultergürtel. Bald wird auch die andere Extremitätenwurzel ergriffen. Die Progression vollzieht sich meist langsam. Völlige Gehunfähigkeit stellt sich allgemein nach 20- bis 30jährigem Verlauf ein. Ausnahmsweise kommt der Prozeß auch zum Stillstand. Kontrakturen entwickeln sich selten und wenn, dann erst im Spätstadium. Auch abortive Formen sind gelegentlich zu beobachten, ebenso wie eine Pseudohypertrophie.

Der *fazioskapulohumerale Typ* vererbt sich in der Regel dominant, er kommt bei beiden Geschlechtern in gleicher Häufigkeit vor. Abortive Formen und asymmetrische Ausbreitung werden verhältnismäßig oft angetroffen. Die Progression ist langsam; oft sistiert das Symptomenbild jahrelang. Die Kranken werden nicht bettlägerig und erreichen im allgemeinen ein hohes Alter.

Die Beschreibung der *distalen Myopathien* stammt noch vom Ende des vergangenen Jahrhunderts. Neuerdings wurden sie von WELANDER anhand eines umfangreichen Materials charakterisiert. Die distale Muskulatur, vor allem die Strecker der Extremitäten, werden schwach und atrophisch. Elektromyographischer und muskelbioptischer Befund entsprechen den Befunden bei Dystrophie. Im Krankengut von WELANDER handelte es sich um Patienten im vorgerückten Alter, BIEMOND aber beobachtete die Erkrankung auch bei jüngeren Individuen.

Die *Dystrophie der Augenmuskeln* ist die umschriebenste und die am meisten zu einem chronischen Verlauf neigende Form unter den Muskeldystrophien. Differentialdiagnostisch ist sie von der Myositis der Augenmuskeln, den endokrinen okulären Myopathien und den Myasthenien abzugrenzen. Sie beginnt in der Regel mit Ptosis, oft schon im Alter von 10 bis 14 Jahren, und breitet sich nur in ganz seltenen Fällen auf die Extremitäten aus. Die Sicherung der Diagnose erfolgt durch das Elektromyogramm.

Dystrophia myotonica. Sie betrifft die distale Extremitätenmuskulatur, die Hals-, Gesichts-, Kau- und Augenmuskeln. Die kontrahierten Muskeln können nur verlangsamt entspannt werden. Das zeigt sich auch in der Erscheinung der »Perkussionsmyotonie« sowie im Elektromyogramm (s. S. 162). Oft bestehen Katarakt, Hodenatrophie, frühzeitige Alopezie und endokrine Störungen. Histologisch findet man das für die Dystrophie charakteristische ungleiche Kaliber der Muskelfasern und degenerative Veränderungen der betroffenen Muskulatur mit eingewanderten Kernen, ja ganzen Kernreihen im Sarkoplasma sowie die als Ringbildung bezeichnete myofibrilläre Aberration.

Behandlung der Dystrophien. Dringend geboten ist eine ständige Betätigung der erkrankten Muskeln durch gymnastische Übungen und Massage. Der Entstehung von Kontrakturen wird durch systematisches passives Strecken über längere Zeit vorgebeugt. Chirurgische Verlängerung der Sehnen ist dagegen kontraindiziert, da sich die Funktionstüchtigkeit der befallenen Muskeln nach langer Schonung vermindert.

Unter den üblichen Medikamenten erwies sich Vitamin E als wirkungslos. Anabole Steroide werden allgemein angewandt, obwohl ihre günstige Wirkung von mehreren Seiten angezweifelt wird. Neuerdings wird ein Gemisch von Nukleotiden und Nukleosiden, erhältlich unter dem Namen »Laevadosin«, empfohlen. Myotonische Symptome lassen sich durch Chinin günstig beeinflussen, was auch für die Kortisonderivate zutreffen soll.

Myotonia congenita

Das Krankheitsbild wurde zuerst von Thomsen im Jahre 1876 beschrieben. Unter den seither veröffentlichten zahlreichen Fällen ist nur etwa bei einem Viertel die Erblichkeit bewiesen. Hierbei ist der Erbgang dominant. Der Beginn fällt in das Kindesalter. Hauptsymptom ist die erschwerte Muskelentspannung. Die vermehrte Muskelspannung ist meist deutlicher ausgeprägt als bei der myotonischen Dystrophie. Die gesamte Muskulatur ist befallen, am auffälligsten die an den unteren Extremitäten. Nach längerer Ruhe werden die Muskeln starr, die ersten Bewegungen gelingen nur schwer, vor allem ist die Ausführung rasch wechselnder Bewegungen schwierig. Kennzeichnend sind die erschwerte Entspannung des Händedrucks und die Perkussionsmyotonie, d. h., der Schlag auf den Muskel mit dem Perkussionshammer läßt eine Vorwölbung entstehen, die erst nach einigen Sekunden verschwindet. Kälte steigert die Störung. Die Muskulatur ist gut, ja hypertrophisch entwickelt, was den Kranken ein athletisches Äußeres verleiht. Die Muskelkraft bleibt erhalten, Kontrakturen treten nicht auf. Kreatin wird nicht ausgeschieden, die Menge des Kreatinins im Urin liegt an der oberen Grenze des Normalwerts.

Das Elektromyogramm des Myotonikers zeigt spezifische Veränderungen: bei Beendigung der Willkürinnervation kommt es zu einem raschen Absinken der Potentialspannung, doch bleibt ein dichtes Interferenzmuster u. U. über viele Sekunden bestehen. Danach tritt eine weitere Amplituden- und Frequenzverminderung ein, bis schließlich die isoelektrische Linie des ruhenden Muskels erreicht ist.

Präparate wie Chinin und Kortison beeinflussen die genannten Symptome günstig.

Histologisch läßt sich eine Volumenzunahme der Muskelfasern, mitunter um das 2- bis 3fache, feststellen. Ab und zu liegt ein Kern zentral, das Bindegewebe ist nicht verändert und die motorischen Endplatten enthalten reichlich Faserverzweigungen.

Myasthenia gravis

Ihre Symptomatik hat bereits 1672 Willis beschrieben. Ihr Vorkommen ist ziemlich häufig. Anfangs äußert sie sich gewöhnlich in einer Schwäche der Augen-, Gesichts-, Kau- und Schluckmuskeln, sodann wird die Atemmuskulatur ergriffen, erst später erkranken die Muskeln des Halses, des Rumpfes und der Extremitäten. Zunächst klagen die Patienten über rasche Ermüdbarkeit. Kennzeichnend ist eine Muskelschwäche, die bei Wiederholung von Bewegungen auftritt und nach Ruhepausen verschwindet. In fortgeschritteneren Fällen kehrt die Kontraktionsfähigkeit der Muskeln auch nach einem längeren Erholungszeitraum nicht wieder. Muskelschmerzen bestehen nicht.

Medikamente mit Anticholinesterasewirkung beseitigen die Muskelschwäche. Die plötzliche Verschlechterung der myasthenischen Symptome wird Krise genannt. Verschlechterungen können auch bei Überdosierung antimyasthenischer Mittel auftreten; in diesem Fall spricht man von cholinergischen Krisen. Die Differenzierung dieser Krisen ist für die Behandlung von essentieller Bedeutung. Bei der cholinergischen Krise treten neben Schwäche auch Brechreiz, Schwitzen, Speichelfluß, Hyperperistaltik und Muskelkrämpfe auf. Die myasthenische Krise wird mit Prostigmin, die cholinergische Krise mit Atropin günstig beeinflußt.

Das myasthenische Syndrom kommt bei Geschwülsten und Hyperplasie des Thymus, aber auch als Begleiterscheinung bei Hyper- und Hypothyreose, ja sogar bei Polymyositis und Bronchialkarzinom vor.

Der *histologische Befund* ist dürftig, nur im Zwischengewebe lassen sich Lymphozytenansammlungen, WEIGERTS Lymphorrhagien, nachweisen. Das *Elektromyogramm* ist spezifisch: Bei rhythmischer Reizung der Nerven vermindert sich in den entsprechenden Muskeln die Amplitude stufenartig.

Neugeborene myasthenischer Mütter können in den ersten Lebenswochen myasthenische Symptome haben. Diese verschwinden dann plötzlich, und die Säuglinge sind beschwerdefrei. Nur ausnahmsweise erkrankt ein solches Kind später an Myasthenie.

Der *Pathomechanismus* besteht zweifellos in einer Störung der Reizübertragung vom Nerven auf den Muskel, und zwar infolge verminderter Bildung oder gesteigerten Abbaus von Azetylcholin. Prostigmin hat einen günstigen Effekt auf die Muskelschwäche, nicht dagegen auf eine länger bestehende Parese. Eine nur beschränkt günstige Prostigminwirkung spricht deshalb nicht gegen Myasthenie. Spontane Remissionen können aber selbst schon längere Zeit gelähmte Muskeln wieder funktionsfähig machen.

Neuerdings nehmen STRAUSS und Mitarb. sowie SIMPSON einen autoimmunen Vorgang an, bei dem gegen die Eiweißkörper der motorischen Endplatte Antikörper gebildet werden, die kompetitiv die Wirksamkeit des Azetylcholins bei der Reizübertragung aufheben.

Es gibt mehrere Möglichkeiten der *Myastheniebehandlung:* Medikamente, chirurgische Eingriffe am Thymus, dessen Röntgenbestrahlung und ihre Kombination. Meistens wird Neostigmin (Prostigmin) verabreicht, bei Kindern und bei bulbärer Manifestation hat Piridostigmin (Mestinon) eine bessere Wirkung. Die Schwäche der Skelettmuskulatur wird durch Ambenoniumchlorid (Mytelase) am günstigsten beeinflußt. Als Adjuvans kann man Ephedrin verordnen. Die Indikation zu einem operativen Eingriff bzw. zur Röntgenbestrahlung muß von Fall zu Fall entschieden werden.

Seltenere Myopathien

Erkrankungen des Sarkoplasmas. Die sog. *Glykogen-Myopathien* wurden 1951 von McArdle beschrieben. Bei Individuen jüngeren Alters treten nach Muskelarbeit Starre und Schwäche der Muskulatur sowie Muskelschmerzen auf. Nach Beanspruchung läßt sich an den Muskeln noch über einige Minuten Druckschmerzhaftigkeit feststellen. Der neurologische Befund, einschließlich des Elektromyogramms, ist normal. Die Erkrankung schreitet Jahrzehnte hindurch sehr langsam voran und führt u. U. zu einer proximalen Atrophie. Histologisch findet man subsarkolemmal Glykogenkörnchen. Die Muskelfasern zerfallen und das Bindegewebe vermehrt sich. Der Milchsäuregehalt der Muskeln ist verringert; die Zuführung von Phosphorylase normalisiert das Verhältnis zwischen Glykogen und Milchsäure. Im Gegensatz zur Norm steigt der Milchsäurespiegel im Blut nach Muskelarbeit nicht an.

Die *»central-core«-Krankheit* ist kongenital und wird durch einen fortschreitenden Verlauf gekennzeichnet. Sie wurde von Shy und Magee im Jahre 1956 bei fünf Mitgliedern einer Familie beschrieben. Die motorische Entwicklung ist verzögert; später stellt sich eine vorwiegend proximale Muskelschwäche, hauptsächlich im Bereich des Beckengürtels ein. Die Reflexe bleiben erhalten, eine Muskelatrophie ist selten und wenn vorhanden, dann auch nur geringeren Grades. Faszikulation fehlt. Die Kreatinausscheidung ist erhöht. Histologisch fällt eine Verklumpung der Myofibrillen zu einer oder mehreren amorphen Massen im zentralen Teil der Muskelfasern auf. Im Bezirk dieser Veränderungen fehlen die oxydativen Enzyme und die Phosphorylase.

Paroxysmale Myoglobinurie. Eine Myoglobinausscheidung im Urin kommt bei ausgedehnten Muskelschädigungen, besonders nach starker Inanspruchnahme der Muskulatur infolge toxischer Einwirkungen, und spontan aus ungeklärten Gründen vor. Die idiopathische Myoglobinurie wurde von Meyer-Betz (1911) beschrieben.

Es bestehen schmerzhafte Muskelkrämpfe. Der Urin ist rötlich verfärbt, die Benzidinreaktion fällt positiv aus. Der Urin enthält jedoch keine Erythrozyten. Die Kreatininausscheidung ist gesteigert.

Im Verlauf dieser Erkrankung können sich Muskelschwäche und -atrophie entwickeln, vornehmlich in der rumpfnahen Extremitätenmuskulatur. Die Muskeln fühlen sich hart an und sind druckempfindlich. Vegetative Symptome und Abdominalschmerzen mit Schockzuständen und Leukozytose kommen vor. Niereninsuffizienz mit Oligurie kann zum Tode führen.

Möglich ist es, daß diesen Anfällen völlige Remissionen folgen. Die Erkrankung tritt selten familiär auf. Körperliche Belastungen oder Infektionen können die Anfälle auslösen.

Erkrankungen mit Entartung des Sarkolemms und des endoplasmatischen Retikulums. Das Symptomenbild der *periodischen Lähmung* wurde von WESTPHAL (1885) beschrieben. Es vererbt sich dominant; sporadische Fälle werden jedoch auch beobachtet. Bei Männern kommt die Krankheit dreimal häufiger vor als bei Frauen. Gewöhnlich fällt der Krankheitsbeginn in das Alter zwischen 14 und 20 Jahren. Eine schlaffe Parese der Bein-, Rumpf- und Armmuskeln stellt sich ein, meistens tritt sie morgens beim Aufwachen in Erscheinung. Sie wird von Areflexie und Aufhebung der elektrischen Erregbarkeit begleitet. Die Lähmung dauert einige Stunden oder Tage und bildet sich allmählich zurück. Die von den Hirnnerven versorgten Muskeln bleiben in der Mehrzahl der Fälle verschont. Miktionsstörungen kommen gelegentlich vor, sie sind jedoch nicht typisch. Dem Lähmungszustand gehen manchmal Schweißausbrüche oder Durstgefühl voraus. Empfindungsstörungen werden niemals gesehen. Muskelhypertrophie besteht ab und zu, im Spätstadium entwickelt sich dann eine Muskelatrophie.

Aufgrund der Höhe des Kaliumspiegels im Serum während der Anfälle lassen sich eine hypo-, eine hyper- und eine normokaliämische Form unterscheiden. Die *hypokaliämische* Form kann sich nach Verabreichung von Kalium bessern. Die Abnahme des Kaliums im Serum dürfte durch eine Anhäufung von Kalium in den Muskelzellen bedingt sein. Durch Kohlenhydratbelastung lassen sich u. U. Anfälle auslösen, die jedoch durch Kortisongaben unterdrückt werden können.

Die Anfälle des *hyperkaliämischen Typs* haben meistens einen milderen Verlauf. Selbst geringe Kaliumdosen können sie hervorrufen, beim Erwachsenen genügen schon 4 bis 5 Gramm Kalium per os.

Während des Anfalls sind beim hypokaliämischen Typ im Elektromyogramm die Zahl und Größe der motorischen Einheitspotentiale verringert; es fehlt eine spontane Aktivität. Beim hyperkaliämischen Typ sind darüber hinaus regelmäßig an Fibrillationspotentiale erinnernde Erscheinungen vorhanden, die mitunter auch in anfallsfreien Zeiten nachweisbar sind. Bei ihm lassen sich in einem Teil der Fälle klinische und elektrische Zeichen der Myotonie beobachten (GAMSTORP).

Lichtmikroskopisch treten die Myofibrillen im Querschnitt klarer als in Normalfällen hervor. In zahlreichen Fasern sind Vakuolen zu sehen, die das Eosin im histologischen Präparat ungefärbt läßt. Kerne und Bindegewebe sind nicht verändert, einzelne Muskelfasern sind jedoch degeneriert. – *Elektronenmikroskopisch* lassen sich während des Anfalls eine Erweiterung des sarkoplasmatischen Retikulums und eine Vakuolenbildung, später PAS-positive Körnchen nachweisen.

Erkrankung der Myofibrillen. SHY und Mitarb. berichteten 1963 über ein eigenartiges Krankheitsbild, bei dem ein beträchtlicher Teil der Myofibrillen in kleine Stäbchen zerfällt, wobei sich diese entgegen ihrer ursprünglichen Lage bzw. Richtung palisadenförmig anordnen. Sie nannten diese Erkrankung »nemaline myopathy«. Diese dominant vererbte, kongenitale Erkrankung geht mit Schwäche und Hypotonie der Muskulatur einher und schreitet nicht fort. Die von den Hirnnerven versorgten Muskeln bleiben verschont.

Krankheitsbilder mit Mitochondrienveränderungen. In den letzten Jahren wiesen wiederholt verschiedene Autoren auf Myopathien hin, bei welchen sich elektronenmikroskopisch Anzahl, Größe und Struktur der Mitochondrien als pathologisch verändert erwiesen. Der Fall von ERNSTER und LUFT erinnerte klinisch an eine Hyperthyreose mit gesteigertem Grundumsatz, sonst aber intakter Schilddrüsenfunktion. Unter dem Sarkolemm waren die Mitochondrien erheblich vermehrt. – SHY und GONATAS fanden *Riesenmitochondrien* bei einem Kind, das an kongenitaler proximaler Muskelschwäche litt.

Erkrankungen des Muskelinterstitiums. Die Bezeichnung *Myositis ossificans generalisata* ist u. E. irreführend, da der Prozeß sehr wahrscheinlich nicht entzündlichen Ursprungs ist. Die Ätiologie ist noch ungeklärt. Die Krankheit tritt im Kindesalter oder zur Zeit der Pubertät auf. Fibröses Gewebe entwickelt sich in den Sehnen, Faszien, im Bindegewebe der Muskulatur und in der Haut. Später verknöchert es, wodurch die Muskelfasern eine Druck- bzw. Inaktivitätsatrophie erleiden. Häufig bestehen zugleich kongenitale Abnormitäten. Die erste Manifestation besteht meistens in einer

Schwellung einzelner Muskeln des Nackens oder des Rückens; nach dem Abschwellen schrumpfen und verhärten sich die befallenen Muskeln. Im fortgeschrittenen Stadium werden Rumpf und Extremitäten unbeweglich.

Das unter der Bezeichnung *primäre Amyloidose* bekannte Krankheitsbild ist durch Makroglossie, Lähmung von Augenmuskeln und Schwäche der Extremitäten gekennzeichnet. Sowohl die Kontraktion als auch die Relaxation der Muskeln sind verlangsamt. In der Regel weisen auch die peripheren Nerven Läsionen auf; oft besteht gleichzeitig eine Nephrose. Die Muskulatur fühlt sich hart an. Im Zwischengewebe ist Amyloid abgelagert. Die Muskelfasern werden nur selten atrophisch, ein Muskelschwund tritt aber ein, wenn der Nerv miterkrankt ist. Die Diagnose läßt sich mit Hilfe der Kongorotprobe oder der Rektumschleimhautbiopsie stellen. Im Serum sind die Gammaglobuline vermehrt.

Muskelveränderungen bei endokrinen Krankheiten

Sowohl die gesteigerte als auch die verminderte Funktion der *Schilddrüse* vermag Muskelveränderungen hervorzurufen. Eine gewisse Muskelschwäche, die aber noch nicht den Grad einer Myopathie erreicht, begleitet nahezu stets die Hyperthyreose. Ermüdbarkeit und Verminderung des Muskelvolumens erwecken den Verdacht auf eine chronische *thyreotoxische Myopathie*. Starkes Faszikulieren tritt vorwiegend im Schulter- und Beckengürtel auf; die Eigenreflexe bleiben meistens erhalten. Auch die Muskeln, die durch Nerven aus der Medulla oblongata versorgt werden, können von dem Krankheitsprozeß ergriffen werden.

THORN und EDER nehmen eine Störung der Kreatinsynthese an. Histologisch lassen sich Atrophie der Muskelfasern und Fettanhäufung zwischen den Muskelbündeln, in schwereren Fällen Fragmentation, Vakuolenbildung und gelbliche Pigmentablagerung feststellen.

Die Muskelsymptome treten mitunter früher als die anderen klinischen Zeichen auf. Bei akuter Entwicklung der thyreotoxischen Myopathie bestehen allgemeine Schwäche, Zittern und bulbäre Lähmung. Delirien und Koma können hinzutreten.

Differentialdiagnostisch unterscheidet sich die thyreotoxische Myopathie von der Myasthenie dadurch, daß Prostigmin unwirksam ist, während thyreostatische Medikamente günstig wirken.

Die Störung der Schilddrüsenfunktion kann zu einer Ophthalmoplegie mit Exophthalmus führen. Sie wird von einem Ödem der Augenlider, der Bindehaut und der Papillen begleitet. Meistens beginnt sie mit Konvergenzparese und Schwäche der Aufwärtsbewegungen der Augen. Früher schrieb man den Exophthalmus der gesteigerten Bildung des thyreotropen Hormons zu. Neuerdings konnte man die Substanz nachweisen, welche den Exophthalmus hervorruft (exophthalmus producing substance: EPS). Sie soll auch unabhängig vom thyreotropen Hormon vermehrt in den Kreislauf gelangen und für die Ausbildung des malignen Exophthalmus verantwortlich sein. Das Schilddrüsenhormon beeinflußt den Exophthalmus in der Regel günstig. Histologisch läßt sich in den Augenmuskeln eine Schwellung, später eine Atrophie der Muskelfasern und schließlich eine Bindegewebsvermehrung feststellen. In schweren Fällen, wenn das Sehvermögen gefährdet ist, muß man die chirurgische Druckentlastung der Augenhöhle erwägen.

Bei *Hypothyreose* kommen verschiedene Störungen der Muskelfunktion zur Beobachtung, wie allgemeine Muskelschwäche, Schmerzen, krampfhafte Muskelkontraktionen, verzögerte Entspannung und Myotoniesyndrom. Die Kreatinausscheidung ist in diesen Fällen meistens hoch. Die Eigenreflexe sind herabgesetzt. Verwertbare strukturelle Veränderungen der Muskulatur können nicht nachgewiesen werden.

Die *gesteigerte Funktion* der *Nebenschilddrüsen* geht oft mit Schwäche und Ermüdbarkeit in der rumpfnahen Muskulatur einher. Zuweilen kommt symmetrischer Muskelschwund vor, und manchmal wird über Schmerzen geklagt. Der Kreatingehalt im Urin kann erhöht sein.

Die *verminderte Funktion* der *Nebenschilddrüsen* führt zum wohlbekannten Bild der Tetanie, deren wesentliches Kennzeichen die gesteigerte Erregbarkeit des Nerven- und Muskelsystems ist. Der tetanische Anfall beginnt gewöhnlich mit Parästhesien in den Fingern, die sich dann auf den ganzen Arm ausbreiten und von Schmerzen und Einschränkung der Beweglichkeit begleitet sind. Dann treten tonische Krämpfe auf, zuerst an den kleinen Handmuskeln. Es entsteht das Bild der »Geburtshelferhaltung«. Der Krampfzustand breitet sich proximalwärts aus und greift dann auf die unteren Gliedmaßen, jedoch nur selten auf die Gesichtsmuskulatur über. Man findet oft ausgeprägte Zeichen der vegetativen Dysfunktion und in chronischen

Fällen Veränderungen des Ektoderms (Haut, Nägel, Behaarung, Zähne, Augenlinse). Mikroskopisch bleibt das Muskelgewebe unauffällig.

Das *Adenom der Langerhansschen Inseln* führt zu gesteigerter Insulinproduktion. Die Patienten klagen über Parästhesien (Brennen in Händen und Füßen). Die distale Muskulatur wird schwach und atrophisch. Zuckungen von Muskelsträngen kommen vor.

Dem *Diabetes mellitus* schließt sich eine Polyneuropathie an, die zu einer neurogenen Muskelatrophie führt. Neuerdings diskutiert man auch eine unmittelbare Affektion der Muskeln, und zwar als Grundlage einer vorwiegend distalen, seltener proximalen Muskelschwäche und -atrophie an einer oder mehreren Extremitäten.

Dem *Cushing-Syndrom*, sei es hypophysären oder suprarenalen Ursprungs oder durch Kortikoidüberdosierung bedingt, gesellt sich häufig eine Schwäche der Skelettmuskulatur mit Muskelschwund und Hyporeflexie, insbesondere im Beckengürtel- und Oberschenkelbereich, hinzu. Kreatin wird in großen Mengen ausgeschieden. Histologisch lassen sich degenerative Veränderungen an den Muskelfasern, Hyalinisierung und Vermehrung des Fettgewebes erkennen.

Typisch für die *Akromegalie* ist, daß beim Krankheitsbeginn zunächst die gesamte Muskulatur hypertrophiert. Am Anfang ist die Muskelkraft gesteigert, später ist sie herabgesetzt. Muskelschwäche und Muskelschwund treten auch beim Fröhlich-Syndrom, der Simmondsschen Krankheit und nach Hypophysektomie auf.

Bei der *Addisonschen Krankheit* (s. S. 94 und 188) wurden häufig Kontrakturen an den Extremitäten beschrieben. Reflexe und Elektromyogramm bleiben jedoch normal, ebenso der histologische Befund der Muskeln. Die Beschwerden bessern sich im allgemeinen nach ACTH-Medikation. Es wird angenommen, daß nicht die Muskelsubstanz selbst schrumpft, sondern die Sehnen und Faszien. Nach THORN ist die erhöhte Natriumkonzentration Ursache dafür.

Der Gruppe der endokrinen Myopathien ordnet man das eigenartige Krankheitsbild der *Muskeldystrophie der Menopause* zu. (Sie wurde auch als »Muskeldystrophie des fortgeschrittenen Alters« und als »nekrotisierende Myopathie« beschrieben.) Die Erkrankung tritt im mittleren Alter, vorwiegend bei Frauen auf. Eine Muskelschwäche im Bereich der Oberschenkel und des Beckens mit Knieareflexie liegt vor. Meistens kommt der Vorgang in diesem Stadium zum Stillstand. Eine Generalisierung ist die Ausnahme.

Entzündliche Muskelkrankheiten (Myositiden)

Man kann die entzündliche Erkrankung der Skelettmuskulatur in zwei Gruppen unterteilen. Bei der ersten Gruppe ist der Krankheitserreger in den Muskeln nachweisbar, bei der zweiten nicht. Zu letzterer gehören die Polymyositis, Dermatomyositis und Neuromyositis.

Die neurologische und internistische Bedeutung der Erkrankungen der ersten Gruppe ist wesentlich geringer. Deshalb sei nur kurz darauf hingewiesen, daß Muskelentzündungen durch Eitererreger, den Erreger der Gasphlegmone, das Tuberkelbakterium, das Treponema pallidum und den Strahlenpilz hervorgerufen werden können. Parasitär verursachte entzündliche Muskelerkrankungen sind die Trichinose, Zystizerkose, Echinokokkose, Toxoplasmose und Trypanosomiasis.

Unter den *Myositiden*, deren Ursache noch ungeklärt ist, beschränkt sich die *Polymyositis* auf die Muskeln. Bei der *Dermatomyositis* ist die Haut, bei der *Neuromyositis* sind periphere Nerven vom entzündlichen Vorgang mitbetroffen.

Nach der statistischen Zusammenstellung des Materials von ADAMS, DENNY-BROWN und PEARSON kommen unter 100 Fällen von Myositis vor:

Dermatitis	bei 61 Fällen,
Raynaud-Symptome	bei 22 Fällen,
Arthritis	bei 30 Fällen,
Muskelschmerzen oder Druckempfindlichkeit	bei 48 Fällen,
Atrophien	bei 60 Fällen,
Muskelkontrakturen	bei 33 Fällen,
Schwäche der rumpfnahen Muskulatur	bei 97 Fällen,
Schwäche der distalen Extremitätenmuskeln	bei 44 Fällen,
Schwäche der Halsmuskulatur	bei 62 Fällen,
Dysphagie	bei 57 Fällen,
Schwäche der Gesichtsmuskeln	bei 11 Fällen.

Die Polymyositis kann akut, subakut und chronisch verlaufen, wobei sich allerdings eine scharfe Grenze zwischen diesen Formen nicht ziehen läßt.

Klinische Zeichen an symmetrisch angeordneten Muskeln sind Schwäche und Druckempfindlichkeit, später Atrophie und zuweilen Kontrakturen. Die elektrische Erregbarkeit ist herabgesetzt, erlischt aber nicht gänzlich, solange kontraktile Elemente noch vorhanden sind. Das Elektromyogramm zeigt einen unspezifischen Befund; es kommen polyphasische Potentiale und in Ruhe fibrilläre Zuckungen vor.

Die *akute Myositis* kann mit Fieber und Leukozytose einhergehen; beide Symptome fehlen aber auch oft. Die Schwäche breitet sich gewöhnlich in einigen Tagen oder Wochen von der rumpfnahen Muskulatur der Extremitäten ausgehend in distaler Richtung aus. Häufige Begleiterscheinungen sind Pharyngitis und Stomatitis. Schluck- und Kaustörungen erschweren die Nahrungsaufnahme. In einer erheblichen Anzahl von Fällen führt eine Schwäche der Atemmuskulatur zum Tode. Selten tritt nach langem stationärem Zustand Genesung ein. Kinder erkranken häufiger als Erwachsene.

Die *subakute* und *chronische Form* entwickeln sich langsam. Infolge ihres Beginns in den proximalen Muskeln kann man sie sehr leicht mit der progressiven Muskeldystrophie verwechseln. Diese Verlaufsform tritt vor allem im Erwachsenenalter auf. Sie nimmt ihren Anfang meistens in der Muskulatur des Beckengürtels; die unteren Extremitäten werden schwach und ödematös. Nach einigen Wochen breitet sich die Schwäche auch auf die oberen Extremitäten aus. Schmerzen und Druckempfindlichkeit können geringfügig sein, ja können sogar fehlen. Die Muskeln, die von den Hirnnerven versorgt werden, sind seltener befallen als bei der akuten Myositis. Die Lähmung der Atemmuskulatur führt zum Tode. In schwereren Fällen fehlen die Eigenreflexe, während die Hautreflexe erhalten sind. Sensibilitätsstörungen bestehen im allgemeinen nicht. Sind sie jedoch vorhanden, so muß man an eine Neuromyositis denken, d. h. an eine gleichzeitig vorliegende Entzündung der peripheren Nerven. Allerdings wird die Existenz eines solchen selbständigen Krankheitsbildes angezweifelt.

Von den Laborbefunden bei Bestehen von Myositiden wären vor allem die gesteigerte Kreatin- und die verminderte Kreatininausscheidung als Zeichen eines fortschreitenden Zerfalls von Muskelgewebe zu erwähnen. Erheblich erhöht sind die Transaminase- und Aldolase-Werte im Serum. Die Senkungsgeschwindigkeit der Blutkörperchen ist, wenn auch nicht ausnahmslos, beschleunigt, und die Latexreaktion ist oft positiv. Die Serumelektrophorese zeigt in der Regel eine Vermehrung der Gammaglobuline. Das Elektromyogramm entspricht dem des myopathischen Typs mit zahlreichen, sehr kurzen und niedrigen Aktionspotentialen, häufig mit Fibrillation. Diese Veränderungen sind höchstwahrscheinlich Folge einer entzündlichen Läsion der intramuskulären Nervenelemente.

Die Diagnose wird durch die histologische Untersuchung erhärtet. In einem ausgedehnten Bereich verfallen die Muskelfasern der Degeneration. Sie verlieren ihre Querstreifung, werden vakuolisiert, fragmentiert und phagozytiert; das Sarkoplasma wird in Hyalin umgewandelt. Man begegnet auch mehrkernigen, basophilen Faserregeneraten. Lympho-, plasmo- und histiozytäre Infiltrate finden sich im Endo- und Perimysium, in der Umgebung der Gefäße und auch diffus verteilt. Im Endstadium sind nur noch Reste von Muskelfasern vorzufinden, die in ein zellig-faseriges Bindegewebe eingebettet sind. Entsprechend der Verschiedenheit der klinischen Formen, unterscheiden sich auch die histologischen Befunde.

Die Ätiologie der Myositiden ist noch ungeklärt; am ehesten dürfte es sich um eine Virusinfektion handeln. Im Pathomechanismus spielen aller Wahrscheinlichkeit nach allergische Faktoren eine erhebliche Rolle. In anderen Fällen sind endokrine bzw. metabolische Störungen anzunehmen. Von besonderer Bedeutung ist der Umstand, daß eine Dermatomyositis oft bei Krebskranken auftritt. Die pseudomyasthenische Form der chronischen Polymyositis kommt häufig bei malignen Bronchialtumoren vor.

Bei den übrigen Kollagenkrankheiten findet sich die sog. *interstitielle Myositis*, so bei der rheumatoiden Arthritis, der Sklerodermie und dem Lupus erythematodes. Im Endo- und Perimysium, häufig in Bezirken um die Blutgefäße, sind Infiltrate von Lymphozyten und Plasmazellen vorhanden, denen einige Histiozyten und Monozyten sowie in einem Teil der Fälle zahlreiche neutrophile Leukozyten zugemischt sind. Ausnahmsweise finden sich im Zentrum epitheloide Zellen. Die Muskelfasern zeigen mäßig ausgeprägte sekundäre Degenerationserscheinungen.

Eine eigenartige, dem Tuberkel ähnliche entzündliche Gewebsveränderung charakterisiert die Muskelerkrankung bei der *Besnier-Boeck-Schaumannschen Sarkoidose*. Eine im Zentrum liegende Riesenzelle wird von epitheloiden Elementen umgeben und diese wiederum werden von Rundzellen umschlossen. Solche Granulome kommen vorwiegend im Perimysium vor und unterscheiden sich dadurch vom Tuberkel, daß Nekrosen und Bakterien nicht nachweisbar sind. Der

Mantoux-Test fällt negativ aus. Es besteht eine Hyperkalzämie, die sich durch Gaben von Kortison normalisieren läßt.

Für die *Behandlung* der Myositiden war die Einführung der Kortikosteroidtherapie von größter Bedeutung. Abgesehen von besonders schwer verlaufenden Krankheitsfällen verspricht die langdauernde und regelmäßige Verabreichung großer Kortisondosen einen therapeutischen Erfolg.

Angeborene Muskeldefekte und Muskelveränderungen

Sie sind in erster Linie wegen der Notwendigkeit der Differentialdiagnose gegenüber fortschreitenden Muskelerkrankungen von Bedeutung. Jeder Muskel oder jede Muskelgruppe kann kongenital nicht vorhanden oder rudimentär entwickelt sein. Ein Defekt besteht meistens nur auf einer Seite, kann aber gelegentlich auch symmetrisch angeordnet auf beiden Seiten zu beobachten sein. Nach der Statistik von Bing ist am häufigsten der Musculus pectoralis major aplastisch, dann folgen der M. trapezius, der M. serratus anterior und M. quadratus femoris. Die anderen Muskeln sind bedeutend seltener betroffen. Im Versorgungsbereich der Hirnnerven begegnet man der kongenitalen Schwäche des M. levator palpebrae sup. mit Ptosis unterschiedlichen Grades. Diese ist in der Differentialdiagnostik der Augenmuskelparesen stets zu berücksichtigen. Kongenital schwach können sämtliche Augenmuskeln sein. Es kommen Starre der Pupille, Hornersches Syndrom und halb- oder beiderseitige Lähmung der Gesichtsmuskulatur vor. In einem Teil der Fälle läßt sich Heredität bzw. familiäres Vorkommen nachweisen.

Der Pathomechanismus ist umstritten. Oft sind die entsprechenden motorischen Hirnnervenkerne mangelhaft entwickelt; ob es sich um eine Hypoplasie, eine Aplasie oder eine Atrophie infolge mangelhafter Inanspruchnahme handelt, darüber gehen die Meinungen auseinander.

Unter den *kongenitalen Muskelkontrakturen* ist die häufigste diejenige, welche zum Pes equinovarus führt. Im Rückenmark und in den peripheren Nerven sind Veränderungen nur selten, hingegen läßt sich in der Beinmuskulatur stets eine Atrophie nachweisen; Zahl und Umfang der Muskelfasern sind vermindert, im Endomysium finden sich Fettzellen. Pathogenese und Pathomechanismus sind unbekannt.

Der *kongenitale Tortikollis* ist Folge der Verkürzung des M. sternocleidomastoideus. Gewöhnlich wird die untere Hälfte des Muskels durch ein zellarmes Bindegewebe ersetzt. Ursächlich könnte eine ischämische Geburtsschädigung des Muskels in Frage kommen.

Bei der *Sprengelschen Deformität* ist das Schulterblatt verkürzt und verbreitert und liegt in unmittelbarer Nähe der Wirbelsäule. Durch bindegewebige oder knöcherne Verbindungen mit der Wirbelsäule oder den Rippen ist es in seiner Beweglichkeit eingeschränkt. Meistens ist die Deformität nur auf einer Seite vorhanden; die Schulter steht auf der pathologischen Seite höher und es liegt Skoliose vor. Die Abduktion des Armes über 90 Grad hinaus ist nicht möglich. Die Anomalie geht auf eine Parese und Kontraktur des M. trapezius und des M. serratus major zurück.

Bei der *Arthrogrypose* finden sich Kontrakturen an mehreren Extremitätenmuskeln. Mitunter sind sämtliche Gliedmaßen steif und deformiert. Es gibt neurogene Formen, bei denen die motorischen Zellen und die Wurzeln des Rückenmarks mangelhaft entwickelt sind, so im Rahmen der infantilen spinalen Muskelatrophie (Werdnig-Hoffmannsche Krankheit). Die myogenen Formen sind Folge infantiler Muskeldystrophie. Mitunter sind die Gelenke fehlerhaft ausgebildet und die Kranken in ihrer geistigen Entwicklung zurückgeblieben.

Traumen

Der unmittelbaren traumatischen Schädigung von Muskeln kommt kaum eine internistische bzw. neurologische Bedeutung zu. Erwähnen müssen wir das seltene, aber pathologisch interessante Krankheitsbild der *posttraumatischen Myositis ossificans*. Sie entwickelt sich nach einem einmaligen Trauma oder nach wiederholten Traumen, am häufigsten im Bereich des M. quadriceps femoris und in der Oberarmmuskulatur. In der Regel entsteht zuerst ein Hämatom, das sich innerhalb von mehreren Wochen in einen massiven, schmerzhaften Knoten verwandelt, der die Beweglichkeit einschränkt. Histologisch sind Blutungen, später bindegewebige, knorpelige und verknöcherte Inseln mit Kalkablagerungen zu sehen. Zwischen diesen finden sich unversehrte, aber auch atrophische Muskelfasern. Das Knochengewebe bleibt meistens erhalten, kann aber später verschwinden. Die Kalkablagerungen lassen sich röntgenologisch nachweisen.

Das *Tibialis-anterior-Syndrom* hat SEVERIN im Jahre 1943 beschrieben. Es wird durch Überanstrengungen ausgelöst, z. B. durch langes Marschieren ohne vorheriges Training. Oft tritt es bei jüngeren Männern auf und beginnt mit heftigen Schmerzen und Schwellung, worauf dann eine Lähmung der Fußheber und Zehenstrecker folgt. Die Hautfläche über diesen Muskeln ist häufig gerötet, abnorm warm und ödematös verändert. Sensibilitätsstörungen können am Fußrist und an beiden medial gelegenen Zehen bestehen. Die gelähmten Muskeln haben ihre elektrische Erregbarkeit verloren. Temperaturerhöhung, Leukozytose und Albuminurie kommen vor. Histologisch lassen sich diffuse Nekrosen, Blutungen und Bindegewebswucherungen, später Zeichen der Muskelregeneration feststellen. Es erscheint wahrscheinlich, daß sich bei starker Belastung Stoffwechselprodukte ansammeln, welche für die Bildung eines Ödems verantwortlich zu machen sind. Dieses Ödem löst durch Kompression der in einer engen Faszienhülle befindlichen Muskeln eine ischämische Nekrose aus. In leichten Fällen verordnet man Bettruhe und kalte Kompressen, in schwereren Fällen ist eine chirurgische Eröffnung der Faszienhülle geboten.

Kälteschäden. Langwährende *starke Abkühlung* wirkt sich äußerst ungünstig auf die Muskeln aus. Die erfrorenen Körperteile sind blaß, werden später blaurot, geschwollen und überempfindlich. Der Entartung von Muskelfasern folgt die Fibrose. Außer der unmittelbaren, kreislaufbedingten Läsion des Muskels kann eine Mitschädigung von Nerven zu sekundären Muskelveränderungen führen.

Kreislaufstörungen

Sie beeinträchtigen vornehmlich die Extremitätenmuskulatur durch Verschluß ihrer Hauptschlagadern, durch Thrombose von Arterien und Venen mittlerer Größe, durch Einengung von intramuskulären Arterien infolge Trauma, Embolie, Thrombose, Gefäßsklerose oder Gefäßwandentzündung. Die Extremität ist kalt und besonders schmerzsensibel; es wird über Parästhesien und Schwäche geklagt. Histologisch sieht man Nekrosen: die Muskelfasern quellen auf, verlieren ihre Quer- und Längsstreifung, werden vakuolisiert, die Kerne weisen pyknotische und später Zerfallserscheinungen auf. Wachsartige und hyaline Degenerationsherde sowie infiltrierende Leukozyten, Makrophagen und Histiozyten lassen sich nachweisen. Man begegnet auch regenerativen Prozessen. Die Endothelzellen der Gefäßintima sind vermehrt, ebenso die Fibroblasten hauptsächlich um Gefäße. Die neuralen Elemente neigen zur Auflösung.

Die *Volkmannsche ischämische Kontraktur* ist meistens Folge von Knochenbrüchen, gewöhnlich in jüngerem Alter. Einige Stunden oder Tage nach dem Trauma treten brennende Schmerzen, Schwellung und Zyanose auf, die sich beim Strecken der Finger verstärken. Nach einigen Tagen entsteht eine Beugekontraktur der Finger, mitunter auch des Handgelenks. In einigen Wochen oder Monaten bildet sich eine Muskelfibrose aus. Die brennenden Schmerzen bleiben bestehen.

Gestört ist die Ernährung des Muskelgewebes infolge Gefäßwandschädigung bei der *Poly-* (Peri-, Pan-) *arteriitis nodosa* (s. S. 115), die man zu den Kollagenosen zählt. Ihre Allgemeinsymptome sind Fieber, beschleunigte Senkungsgeschwindigkeit, Anämie, Leukozytose, Eosinophilie und Hyperproteinämie. Die Erkrankung der Nierengefäße kann zu Hypertonie führen. Wenn die Gefäße der peripheren Nerven betroffen werden, entwickelt sich eine Polyneuritis, genauer gesagt eine Neuritis multiplex, u. U. mit neurogener Muskelatrophie. Die Biopsie sichert die Diagnose. An den Gefäßen der Muskeln lassen sich entzündliche Veränderungen feststellen, nicht selten auch Thrombenbildung mit ischämischer Nekrose und Blutungen in ihrer Umgebung.

Muskelbeteiligung bei Infektionskrankheiten

In diesem Abschnitt erörtern wir jene Erkrankungen, bei denen im Rahmen einer allgemeinen Infektion toxische oder metabolische Wirkungen die Muskeln schädigen, ohne in ihnen jedoch einen entzündlichen Vorgang zu erzeugen. Klassisches Beispiel ist die bereits im Jahre 1884 von ZENKER beschriebene hyaline Muskelentartung bei Typhus abdominalis. Später wurde erkannt, daß außer der hyalinen oder wachsartigen Degeneration auch Ödem, Atrophie, Vakuolisation und fettige Entartung der Muskelfasern sowie Amyloideinlagerung vorkommen, und zwar nicht nur bei Typhus, sondern auch bei Pneumonien (vorwiegend am Zwerchfell), Grippe, Hepatitis, Pocken, Scharlach, Diphtherie, Tuberkulose, Leptospirosen, Sepsis, Tetanus, Cholera und Paratyphus. Betroffen werden die Muskeln des Rumpfes sowie die des Schulter- und Beckengürtels. Geschädigt wird das

Muskelparenchym, seltener das Zwischengewebe. Die zerfallenden Muskelfasern nehmen Makrophagen auf. Rasch setzt eine Regeneration ein. In schweren Fällen lassen sich Blutungen oder auch Muskelrisse nachweisen.

Muskelatrophien infolge Mangelernährung und Kachexie sowie im Senium

Mit erheblicher Gewichtsabnahme bei Krebs, Tuberkulose und Ernährungsstörungen werden neben dem Schwund des Fettgewebes auch die Muskeln dünner und schwächer. Im histologischen Bild erscheinen die Muskelfasern verschmälert, die Myofibrillen verdichtet, das Sarkoplasma vermindert und die Mitochondrien an Zahl und Größe verringert. In schwereren Fällen ist eine körnige fettige Entartung festzustellen.

Im *Senium* verliert, als Teilerscheinung der allgemeinen Gewebs- und Organatrophie, die gesamte Muskulatur an Umfang und Kraft. Histologisch ist eine Atrophie der Muskelfasern erkennbar. Kaliberunterschiede der Fasern sind besonders im Querschnitt auffällig. Die Muskelkerne können sich vermehren, an ihren beiden Polen kann sich Lipofuszin ablagern; das Bindegewebe proliferiert unter Vermehrung der Fettzellen.

Muskelgeschwülste

Aus dem Myoblastengewebe entstehen drei Tumorarten: das Rhabdomyom, das Rhabdomyosarkom und das körnerzellige Myoblastenmyom.

Das *Rhabdomyom* kommt in der quergestreiften Muskulatur nur selten vor. Viel häufiger ist es im Herzen, im Uterus, in der Blase, in der Vorsteherdrüse und im Magen-Darmtrakt sowie, in teratoider Form, in der Niere anzutreffen.

Das *Rhabdomyosarkom* der quergestreiften Muskulatur findet man am meisten an den unteren Extremitäten, gewöhnlich im Alter zwischen 30 und 50 Jahren. Die Konsistenz dieser besonders bösartigen, zu Rezidiven neigenden Tumoren kann hart, aber auch infolge nekrotischen Zerfalls auffallend weich sein, so daß sie an ein Hämatom erinnert. Die einzige wirksame Therapie ist die frühzeitige operative Entfernung; eine Amputation kann erforderlich werden.

Das *Myoblastenmyom* kommt vorwiegend im Bereich der Zunge vor. Man kann es aber an jeder anderen Stelle des Organismus, auch in nichtmuskulären Geweben, finden. Es wird von besonders großen Zellen gebildet, die in Bündeln angeordnet sind; das Plasma ist von groben azidophilen Körnchen durchsetzt, die Kerne sind klein und hyperchromatisch. Der Tumor ist nicht bösartig, bildet im allgemeinen keine Metastasen und rezidiviert nach operativer Entfernung nicht.

Innerhalb der Muskeln können Geschwülste auch aus den nichtmyogenen Elementen, aus Bindegewebe, Blutgefäßen und Nerven entstehen. Nicht selten greifen maligne Geschwülste unmittelbar auf die Muskeln über. Metastasen kommen nur gelegentlich vor.

Neurogene Muskelatrophien

Das periphere motorische Neuron besteht aus der motorischen Vorderhornzelle, dem Neurit, der in der Vorderwurzel und im peripheren Nerv verläuft, und der motorischen Endplatte. Gleichgültig an welcher Stelle das motorische Neuron geschädigt wird und unabhängig von der Art des Krankheitsvorgangs, tritt an den von ihm versorgten Muskeln Schwäche, Hypotonie und Atrophie auf.

Es ist nicht unsere Aufgabe, die verschiedenen Krankheitsprozesse aufzuführen, die mit diesem Syndrom einhergehen. Histopathologisch sind die konsekutiven Muskelveränderungen ziemlich einheitlich. Die Muskelfasern, die ihre motorische Innervation eingebüßt haben, verschmälern sich, ihre Kerne behalten aber die subsarkolemmale Lage. Gelegentlich wird das Bild durch degenerative Veränderungen, wie beispielsweise Fragmentation, kompliziert. Bindegewebs- und Fettvermehrung fehlen. Im Endstadium findet man in schmalen Sarkolemmscheiden dunkelgefärbte Kerne, die im Verhältnis zum verringerten Sarkoplasma jetzt vermehrt erscheinen. Die atrophischen Muskelfasern liegen in Gruppen angeordnet, da durch dasselbe motorische Neuron, das nun geschädigt ist, ursprünglich benachbarte Muskelfasern innerviert wurden.

Unter den Erkrankungen der motorischen Vorderhornzellen kommt die vor kurzem noch zahlreiche Opfer fordernde Poliomyelitis, von wenigen Ausnahmefällen abgesehen, nicht mehr vor. Man begegnet unverändert häufig den heredodegenerativen Krankheiten. Zu diesen gehören die spinale Muskelatrophie, die amyotrophische Lateralsklerose, die Bulbärparalyse und einige andere, seltenere Krankheitsbilder.

Im Hinblick auf ihre Beziehungen zur inneren Medizin müssen wir den Erkrankungen der peripheren Nerven bzw. den bei ihnen vorkommenden Muskelschäden eine größere Beachtung widmen (Wohlfahrt). Bei der Polyneuritis bzw. Polyneuropathie (s. S. 148) findet man zu Beginn kaum histologische Abweichungen am Muskel, erst nach Wochen entwickelt sich eine diffuse homogene Atrophie verschiedenen Grades.

Eine Polyneuropathie kann sich einer großen Anzahl von Erkrankungen der inneren Organe anschließen (s. S. 148).

Schrifttum

Adams, R. D., Denny-Brown, D., und Pearson, C. M.: Diseases of Muscle. Hoeber, New York 1962.

Beckmann, R.: Myopathien. Thieme, Stuttgart 1965.

Biemond, A.: Acta psychiat. (Kbh.) *30*, 25—38 (1951).

Bing, R.: Virchows Arch. path. Anat. *170*, 175—229 (1902).

Dobyns, B. M.: Surg. Gynec. Obstet. *82*, 717—722 (1946).

Erb, W. H.: Dtsch. Z. Nervenheilk. *1*, 13—94, 173—261 (1891).

Gamstorp, I.: Acta psychiat. scand. *39*, 41 (1963).

Grop, D., Johns, R. J., und McHarvey, A. G.: Bull. Johns Hopk. Hosp. *99*, 125—135 (1956).

Keul, J., Doll, E., und Keppler, D.: Muskelstoffwechsel. Barth, München 1969.

Luft, R., Ikkos, D., Palmieri, G., Ernster, L., und Afzelius, B.: J. clin. Invest. *41*, 1776—1804 (1962).

Lyon, M. F.: Amer. J. hum. Genet. *14*, 135 (1962).

McArdle: B. Clin. Sc. *10*, 13—35 (1951).

Meyer-Betz, F.: Dtsch. Arch. klin. Med. *85*, 88—127 (1911).

Severin, E.: Acta chir. scand. *89*, 426—432 (1943).

Shy, G. M., und Magee, K. R.: Brain *79*, 610—621 (1956).

Shy, G. M., Engel, W. K., Somers, J. E., und Wanko, T.: Brain *86*, 793 (1963).

Shy, G. M., und Gonatas, N. K.: Science *145*, 493—496 (1964).

Thomsen, J.: Arch. Psychiat. Nervenkr. *6*, 706—718 (1875). Zit. in Adams, R. D., Denny-Brown, D., und Pearson, C. M.: Diseases of Muscle. Hoeber, New York 1962.

Thomson, W. H. S., und Guest, K. E.: J. Neurol. Psychiat. *26*, 111 (1963).

Thorn, G. W., und Eder, H. A.: Amer. J. Med. *1*, 583—601 (1946).

THORN, G. W.: Zit. in ADAMS, R. D., DENNY-BROWN, D., und PEARSON, C. M.: Diseases of Muscle. Hoeber, New York 1962.
WALTON, J. N., und NATTRASS, F. J.: Brain *77*, 169—214 (1954).
WELANDER, L.: Acta med. scand. 141 Suppl. *265*, 1—124 (1951).
WESTPHAL, C.: Berl. klin. Wschr. *22*, 489—509 (1885). Zit. in GAMSTORP, I.: Acta paediat. Suppl. *108* (1956).
WILLIS, T.: De anima brutorum. Oxford 1672. Zit. in ADAMS, R. D., DENNY-BROWN, D., und PEARSON, C. M.: Diseases of Muscle. Hoeber, New York 1962.
WOHLFAHRT, G.: Arch. Neurol. et Psychiat. *61*, 599—620 (1949).
ZIEGLER, D. K.: J. nerv. ment. Dis. *120*, 75—78 (1954).

XI. Psychische Störungen bei inneren Erkrankungen

von

Margit Gallai

Schon einleitend sei betont, daß psychische Veränderungen, die als Begleiterscheinung verschiedener innerer Erkrankungen hinzukommen, sich in vieler Hinsicht ähnlich und weder für die einzelne Krankheit noch für den Befall bestimmter Organe kennzeichnend sind. Das Symptomenbild hängt von der Lokalisation und Intensität des Prozesses, von seiner Entwicklungsgeschwindigkeit und von der prämorbiden Persönlichkeit des Kranken ab.

Nach BLEULER unterscheiden wir vier psychopathologische Symptomengruppen:

1. amnestisches oder psychoorganisches Syndrom im engeren Sinne,
2. akuter exogener Reaktionstyp,
3. Psychosyndrom der umschriebenen Hirnschädigung,
4. endokrines Psychosyndrom.

Das amnestische oder psychoorganische Syndrom (Bleuler)

Es ist häufige Folge einer diffusen Hirnschädigung, unabhängig von der Krankheitsursache. Von den inneren Erkrankungen, denen es sich anschließen kann, möchten wir die allgemeine Arteriosklerose, Thrombangiitis obliterans, multiple Hirnembolie, verschiedene Vergiftungen, Niereninsuffizienz, Leberschädigung und Infektionskrankheiten erwähnen.

Charakteristisch für das Syndrom sind Störungen des Gedächtnisses, der Denkvorgänge und der Affektivität. Der Kranke kann sich schlecht konzentrieren. Schwierigere Aufgaben werden, wenn überhaupt, nur schwer verstanden, die psychische Aktivität verlangsamt sich, Wiederholungen werden häufig. Herabgesetzte Merk- und Erinnerungsfähigkeit, d. h. die Einbuße der Fähigkeit, neue Erinnerungsbilder zu speichern, insbesondere sich Namen einzuprägen, erklärt die mehr oder weniger deutliche Desorientiertheit für Ort und Zeit. Die häufigen Konfabulationen deutet man als Versuch, Gedächtnislücken auszufüllen. Am längsten bleiben die gut eingeübten, so z. B. die beruflichen Kenntnisse erhalten.

Die Denkstörung äußert sich ferner in einer mangelhaften Erwägung der verschiedenen Möglichkeiten. In der Urteilsbildung und Kritik erlangen affektiv-emotionelle Momente eine übertriebene Rolle.

Die Affektivität wird labil, die Stimmungslage beeinflußt in hohem Maße die Handlungen. Der Interessenkreis engt sich ein. Pflichtbewußtsein und Taktgefühl sind vermindert. Die Beeinflußbarkeit nimmt zu, was allerdings eine Hemmungslosigkeit nicht ausschließt. All dies führt zu einer Persönlichkeitsveränderung, bei der jedoch die Grundzüge des Charakters im allgemeinen erhalten bleiben, ja nicht selten übertrieben karikiert hervortreten.

Halluzinationen und Wahnideen schließen sich diesem Syndrom nur ausnahmsweise an und sind auch dann wenig ausgeprägt. Neurologische Symptome dagegen sind beim organischen Psychosyndrom häufig.

Wie oben schon erwähnt, läßt das psychopathologische Bild ätiologische Schlüsse nicht zu. Die Grundkrankheit wird erst durch den neurologischen und internistischen Befund geklärt.

Der akute exogene Reaktionstyp (Bonhoeffer)

Der akute exogene Reaktionstyp schließt sich schweren inneren Erkrankungen – akuten Infektionen, Intoxikationen, Stoffwechselstörungen und zerebralen Kreislaufschäden – an.

Sein besonders kennzeichnendes Symptom ist die Bewußtseinsstörung der Somnolenz-Sopor-Koma-Reihe. Sinnestäuschungen können hinzutreten, ebenso können das Verhalten, die Sprache und die Handlungsweise sich verändern und ihren Sinn verlieren. Das Denken wird verlangsamt und unlogisch, es büßt die Beziehungen zur Umwelt und zu den vorangehenden Bewußtseinsinhalten ein. Illusionen sind häufig, der Patient deutet die aus der Außenwelt kommenden Reize nicht wirklichkeitsgemäß. Die Konzentrationsfähigkeit ist vermindert, ebenfalls die Abstraktionsfähigkeit, das Erfassen des Wesentlichen, die Fähigkeit zur Synthese und die Originalität. Die Stimmungslage kann gedrückt, aber auch gehoben sein. Mangel an Antrieb und Unruhe, gesteigerter Handlungstrieb kommen gleicherweise vor; dieser kann auch zu aggressiven Handlungen führen. Örtliche und zeitliche Desorientiertheit sowie elementare (Sehen von Licht, Hören von Geräuschen) und komplexe (Sehen von ganzen Szenen) Halluzinationen sind nicht selten.

Symptome des psychoorganischen Syndroms können hinzutreten, insbesondere Störungen der Merkfähigkeit und des Gedächtnisses mit Neigung zur Konfabulation.

Innerhalb des akuten exogenen Reaktionstyps lassen sich je nach den vorherrschenden Symptomen folgende Formen unterscheiden:

a) *Somnolenz, Sopor, Koma:* am auffälligsten ist die zunehmende Verminderung der psychischen Aktivität;

b) *Delirium*, das sich in Verwirrtheit, Desorientiertheit und Halluzinationen manifestiert, z. B. das Fieberdelirium;

c) *Dämmerzustände*, in denen vor allem der Kontakt mit der Außenwelt mangelhaft ist (z. B. der epileptische Dämmerzustand);

d) *Korsakow-Syndrom*, in dem die amnestischen Symptome vorherrschen;

e) *Halluzinosen:* Sinnestäuschungen bei sonst klarem Bewußtsein.

Der akute exogene Reaktionstyp ist ein kurzdauernder, vorübergehender Zustand, der zugleich mit der auslösenden Erkrankung abklingt, aber auch in ein chronisches organisches Psychosyndrom übergehen und in schweren Fällen tödlich enden kann. Seine *Behandlung* besteht in der Therapie der Grunderkrankung. Mit besonderer Sorgfalt sind Kreislauf und Wasserhaushalt zu überwachen. Sedativa sind vorsichtig anzuwenden und individuell zu dosieren.

Psychosyndrom der umschriebenen Hirnschädigung

Ursprünglich wurde dieses Krankheitsbild auf eine Schädigung der Stammganglien zurückgeführt; gegenwärtig ist diese Annahme jedoch umstritten. Symptomatisch bestehen Antriebsarmut, Stimmungs-, Trieb- und Verhaltensstörungen, Verantwortungs- und Taktlosigkeit, Egoismus und Kritiklosigkeit.

Das Syndrom unterscheidet sich vom organischen Psychosyndrom in erster Linie dadurch, daß die mnestischen Funktionen intakt bleiben, vom akuten exogenen Reaktionstyp ist es durch das Fehlen von Bewußtseinsstörung und Halluzinationen abzugrenzen.

Endokrines Psychosyndrom

M. Bleuler klammert zwar dieses Syndrom aus, meint jedoch, daß es in psychopathologischer Hinsicht im wesentlichen mit dem Psychosyndrom der umschriebenen Hirnläsion übereinstimmt. Inwieweit individuelle Besonderheiten der Schädigung verschiedener endokriner Drüsen erkennbar sind, werden wir auf S. 187 erörtern.

Nachdem wir die gemeinsamen symptomatologischen Erscheinungsformen, d. h. die psychischen Syndrome, die innere Erkrankungen begleiten können, kennengelernt haben, folgt eine Übersicht der Erkrankungen, bei denen diese Syndrome öfter vorkommen. Dabei werden wir prüfen, ob und wieweit gewisse Symptome für einzelne Krankheiten charakteristisch sind.

Obwohl man in der inneren Medizin relativ oft psychischen Symptomen bei neurologischen Krankheitsbildern begegnen kann, können wir uns im Rahmen dieses Buches nicht näher damit befassen. Auch das weitverzweigte Gebiet psychiatrischer Symptomatik bei Intoxikationen bleibt außer acht. Besprechen werden wir die Störungen der zerebralen Blutversorgung, da sie in der internistischen Praxis und Klinik am häufigsten zu psychiatrischen Fragestellungen führen, ferner die Autointoxikationen, Infektionskrankheiten und endokrinen Störungen.

Störung der zerebralen Blutversorgung

Arteriosklerose des Gehirns

Die normale Funktion des Gehirns setzt eine ununterbrochene, ausreichende Sauerstoffversorgung voraus. Bei den Erkrankungen des Herzens und des Gefäßsystems ist diese Versorgung des Gehirns gefährdet. Eine zerebrale Funktionsstörung kann sich sowohl in somatischen Symptomen als auch in psychischen Störungen äußern. Die psychische Symptomatik ist abwechslungsreich und abhängig von Grad, Dauer und Lokalisation der zerebralen Kreislaufstörung. Die psychiatrischen Lehrbücher handeln die Störungen des zerebralen Blutkreislaufs im allgemeinen im Rahmen der Arteriosklerose des Gehirns ab; man muß jedoch im Auge behalten, daß bei Kranken mit dieser Diagnose außer der Sklerose auch anderen pathologischen

Mechanismen, vor allem den Störungen der Herztätigkeit, eine bedeutende Rolle zukommt (s. Kapitel VI).

Beim Arteriosklerotiker entwickeln sich die psychischen Symptome entweder allmählich oder ganz plötzlich. Im letzteren Fall ist die Ursache des Geschehens meistens der Verschluß eines größeren Hirngefäßes.

Beim *akuten* Beginn ist oft das Bewußtsein getrübt, gleichzeitig treten neurologische Symptome auf. Die Bewußtseinsstörung kann sich bis zum Koma steigern. Überlebt der Patient die akute Phase, so bleiben u. U. als postapoplektisches Syndrom Persönlichkeitsveränderung, Unruhe, intellektueller Verfall, mitunter Halluzinationen zurück.

Bei *allmählicher* Entwicklung zeigen sich zunächst geistige Ermüdbarkeit, Abnahme der Produktivität, Unsicherheit des Gedächtnisses, Reizbarkeit, Affekt- und Stimmungslabilität. Es entsteht das organische psychische Syndrom. Bei Schädigungen der dominanten Hemisphäre können im Gesamtbild aphasische, agnostische und apraktische Störungen zu erkennen sein.

Charakteristisch ist die »lakunäre« Art der Leistungsminderung: schlechtere und überraschend gute Produktionen wechseln sich je nach Thema und Zeitpunkt ab.

Verwirrtheit ist nicht selten, halluzinatorische Episoden kommen vor. Solche vorübergehenden Zustände stehen häufig im Zusammenhang mit allgemeinen Kreislaufstörungen, Nieren- oder Leberinsuffizienz.

Oft bleibt der Zustand stationär, doch sind Remissionen keine Seltenheit.

In der Therapie ist außer der Behandlung der Grundkrankheit auf den Zustand des allgemeinen Kreislaufs sowie auf den Wasser-Elektrolythaushalt zu achten. Bei akutem Auftreten von Verwirrtheit setzen wir vor allem die bis dahin möglicherweise verordneten Beruhigungsmittel ab; bereits dadurch und durch eine entsprechende Flüssigkeits- und Nahrungszufuhr kann der Verwirrtheitszustand oft zum Verschwinden gebracht werden. Eine radikale Senkung des Blutdrucks ist nicht angebracht, erst recht nicht, wenn dieser plötzlich angestiegen war. Eine Blutdrucksenkung kann nämlich durch Verlangsamung der Durchblutung des Gehirns zur Verschlechterung des psychischen Zustandes führen. Barbiturate sind kontraindiziert; ist es unbedingt notwendig, Sedativa zu verabreichen, so kommen Paraldehyd und Opium in Betracht.

Bei langwährender *Hypertonie* erleiden die Hirngefäße Strukturveränderungen. Aufgrund vaskulärer Mechanismen können sich sowohl somatische als auch psychische Symptome entwickeln. Als charakteristisch gelten hypochondrische Ideen, Beklemmungszustände, emotionelle Inkontinenz, rasche Ermüdbarkeit und Schlafstörungen. In schwereren Fällen treten Bewußtseinsstörungen, Sinnestäuschungen, paranoide Ideen und katatone Erscheinungen zutage. Der Ausgang kann das organische Psychosyndrom sein. Transitorische Durchblutungsstörungen (Vasospasmen) haben vorübergehende Fokalsymptome, u. U. Absenzen, ja länger bestehende Bewußtseinstrübung (Dämmerzustände) zur Folge. In den Spätphasen gleicht das psychische Bild dem der Zerebralsklerotiker; auch pathoanatomisch entwickelt sich eine Sklerose der Hirngefäße.

Thrombangiitis obliterans

An der generalisierten Thrombangiitis können auch die Hirngefäße beteiligt sein. Der Prozeß kann sich sogar mehr oder weniger auf diese beschränken. Die Krankheit nimmt im Gegensatz zur Arteriosklerose ihren Anfang in früheren Lebensjahren. Männer erkranken häufiger als Frauen; dem Rauchen wird eine gewisse Bedeutung zugeschrieben.

Die psychischen Anfangssymptome ähneln jenen bei der Arteriosklerose. Charakteristisch ist der intermittierende Verlauf; die Neigung zu raschen Besserungen ist ausgeprägter als bei der Arteriosklerose. Der akute exogene Reaktionstyp kann beobachtet werden. Häufig sind schubartige Verschlechterungen unter dem Bild des organischen Psychosyndroms anzutreffen.

Hypotension

Anhaltend niedriger Blutdruck schädigt die zerebralen Funktionen nicht. Ein plötzlich eintretender Blutdruckabfall jedoch kann, über eine rasche allgemeine Ermüdbarkeit und neurotische Symptome hinaus, Störungen des Bewußtseins, ja Bewußtseinsverlust hervorrufen. Häufig sieht man dies beim Kollaps bzw. Schock. Solche Zustände wiederholen sich oft in schweren Fällen der orthostatischen Hypotension. Eine hochgradige und länger dauernde Blutdrucksenkung kann im Gehirn zu einer irreversiblen Gewebsschädigung führen, die sich abhängig von ihrer Lokalisation in verschiedenen psychischen Symptomen zu äußern vermag.

Endokrine Krankheiten

Außer dem bereits beschriebenen gemeinsamen psychischen Syndrom der endokrinen Krankheiten sind Symptome bekannt, welche für die Hypo- bzw. Hyperfunktion einzelner endokriner Drüsen nahezu spezifisch sind.

Kennzeichnend für die *Hyperthyreose* sind Empfindlichkeit, Reizbarkeit, Unruhe, Hypermotilität und Beklemmung. Die Patienten ermüden bei ihrer gesteigerten Aktivität sehr rasch. Die Störung der Stimmungslage kann den Grad einer Psychose erreichen, das Verhalten hypomanisch oder depressiv sein. Hysterische Reaktionen kommen häufig vor. In schweren toxischen Zuständen kann eine delirante Bewußtseinsstörung auftreten. Außer der Behandlung der Grunderkrankung haben sich eine fördernde psychotherapeutische Lenkung der Lebensführung, Ruhe und leichte Sedierung als günstig erwiesen.

Für die *Hypothyreose* typisch sind verlangsamte Gedächtnis- und Denkleistungen. Die Stimmung ist depressiv, in schwereren Fällen kommen Illusionen und Halluzinationen vor. Die angeborene Unterfunktion der Schilddrüse äußert sich im allgemein bekannten Bild des Kretinismus mit Oligophrenie, verzögertem Denken und langsamen Bewegungen.

Bei der *Tetanie* besteht, selbst wenn sie nur leichten Grades ist, eine emotionelle Anfälligkeit und Stimmungslabilität sowie rasche Ermüdbarkeit. Bei einer stark ausgeprägten Tetanie kann eine Psychose vom exogenen Reaktionstyp hinzukommen.

Die bekannte schwere Komplikation beim *Diabetes mellitus*, das Koma, wird gewöhnlich durch eine allmähliche schlafähnliche Trübung des Bewußtseins eingeleitet. An der bei Diabetikern häufig in Erscheinung tretenden Arteriosklerose beteiligen sich auch die Hirngefäße, was sich in den bereits besprochenen psychopathologischen Symptomen manifestiert.

Wohlbekannt sind auch die Symptome der *Hypoglykämie:* Hunger, Müdigkeit, Unruhe, verlangsamtes Denken, mitunter Schläfrigkeit, in schweren Fällen Delirium oder Koma.

Bei der *Cushingschen Krankheit*, verursacht durch ein basophiles Adenom der Hypophyse, sowie beim *Cushingschen Syndrom*, ausgelöst durch eine Nebennierengeschwulst oder durch Kortisonüberdosierung, können psychische Symptome auftreten. Anfangs zeigen sich Konzentrationsschwäche, Gedächtnisabnahme, Stimmungs- und Antriebsstörungen. Auch erhebliche episodische Beklemmungszustände sind zu sehen (s. S. 169).

Bei der *Addisonschen Krankheit* gelangen geringfügigere Persönlichkeitsveränderung, Antriebsarmut, Gleichgültigkeit und amnestisches Syndrom zur Beobachtung. Oft entwickeln sich neurotische Konflikte. In schweren Fällen begegnet man dem akuten exogenen Reaktionstyp.

In besonders ausgeprägten Fällen von *Panhypopituitarismus* (Simmondssches und Sheehansches Syndrom) lassen sich Antriebsarmut, Gleichgültigkeit sowie mnestische Störungen, schließlich Halluzinose und Delirium beobachten.

Ähnliche psychische Symptome können bei der *Akromegalie* vorhanden sein; nicht selten besteht dabei eine Depression.

Autointoxikationen

Stoffwechselstörungen können die Funktionen des Zentralnervensystems bereits frühzeitig und hochgradig beeinträchtigen. In diese Kategorie gehören das Fieberdelirium, die Urämie, die Eklampsie, das Coma hepaticum, die Porphyrinurie und schwere Avitaminosen, z. B. die Pellagra. Das psychische Bild gleicht sich weitgehend bei den verschiedenen Grundprozessen und entspricht im allgemeinen dem akuten exogenen Reaktionstyp; nach längerem Bestehen einer Autointoxikation kann sich ein organisches Psychosyndrom entwickeln. Bei derselben Grundkrankheit ergeben sich jedoch, abhängig von deren Intensität und Entwicklungsgeschwindigkeit sowie in Abhängigkeit von der Grundpersönlichkeit des Kranken, bedeutende Unterschiede.

Infektionskrankheiten

Die zentralnervösen Komplikationen der akuten extraneuralen Infektionskrankheiten beruhen im wesentlichen auf histologisch nachweisbaren Gewebsveränderungen, von denen der entzündliche Typ, nämlich das Bild der *Enzephalitis*, am meisten bekannt ist. Ihre psychische Symptomatik gehört in das Grenzgebiet der Neurologie.

Andere Komplikationen haben jedoch keine Enzephalitis zur Grundlage, ja ein Teil von ihnen läßt histologische Veränderungen überhaupt vermissen. Das soeben bei den Autointoxikationen erwähnte *Fieberdelirium* entsteht zweifellos infolge von Stoffwechselstörungen, sozusagen als eine besondere Form des akuten exogenen Reaktionstyps mit Benommenheit und falschen Perzeptionen, die zu Illusionen führen. Das Fieberdelirium ist an die erhöhte Körpertemperatur gebunden. Als *Infektionsdelirium* grenzen wir einen ähnlichen Zustand ab, auch wenn er ohne Fieber besteht. Halluzinationen und Desorientiertheit sind charakteristisch. Meist treten komplexe, szenische Halluzinationen auf; der Patient sieht Geschehnisse, an welchen er selbst teilnimmt, dabei bleibt er sich im allgemeinen der pathologischen Natur seiner Sinnestäuschungen bewußt.

Auch bei der *Behandlung* der akuten Infektionspsychosen muß man vor allem für eine reichliche Flüssigkeitszufuhr sorgen sowie Vitamine und Antipyretika verabreichen.

Psychische Störungen durch Arzneimittel

Selbst therapeutische Dosen gewisser Medikamente vermögen nach neueren Beobachtungen Psychosen exogenen Typs auszulösen. In einer internistischen Abteilung (Willi) konnte man unter 100 Fällen exogener Psychosen bei 23 einen Zusammenhang mit der Medikation feststellen. In 8 Fällen trat die Psychose nach Verabreichung von Diuretika auf, nicht etwa als Folge einer toxischen Wirkung, sondern vielmehr als Folge der Diurese. Die Resorption des Ödems belastet den Kreislauf erheblich; eine Exsikkose kann durch eine Kreislaufinsuffizienz bedingt sein, auch wenn das Ödem noch nicht verschwunden ist. In 5 Fällen wurden nach Morphingaben, bei 3 Krebskranken nach Hormonbehandlung (Stilboestrol, Prednisolon) psychische Symptome beobachtet. Digitalis verschlechtert den Appetit, u. U. auch die Flüssigkeitsaufnahme, es kann jedoch auch Erbrechen hervorrufen und die damit verbundene Exsikkose zu psychischen Veränderungen führen (s. S. 118).

Bei der Entstehung dieser psychischen Störungen muß man aber wohl außer der Medikation auch der Grundkrankheit eine Bedeutung beimessen. Die pathologischen Manifestationen werden durch die gleichzeitige Wirkung beider Faktoren bedingt.

Schrifttum

ARIETI, S.: American Handbook of Psychiatry. Basic Book Inc. Publishers, New York 1959.

BLEULER, E.: Lehrbuch der Psychiatrie. Springer, Berlin—Göttingen—Heidelberg 1960.

BLEULER, M., WILLI, J., und BÜHLER, H. R.: Acute psychische Begleiterscheinungen körperlicher Krankheiten. Thieme, Stuttgart 1966.

GILJAROWSKI, W. A.: Lehrbuch der Psychiatrie. VEB Verlag Volk und Gesundheit, Berlin 1960.

XII. »Pseudoneurasthenien«

von

Iván Dénes

Man bezeichnet die auf dem Boden organischer Prozesse entstehenden neurotischen Syndrome als »Pseudoneurosen« oder »Pseudoneurasthenien«. Sie bilden keine Krankheitseinheit, dennoch ist der Gebrauch dieser Ausdrücke in der Praxis gerechtfertigt und von gewissen Gesichtspunkten aus notwendig.

Die Symptomatik der »Pseudoneurosen« und Neurosen ist einander weitgehend ähnlich. Reizbarkeit sowie das Gefühl innerer Spannung und andere verwandte Beschwerden sind beiden gemeinsam. Lebhaftigkeit der Eigenreflexe, Schwindelgefühl, Tremor, Schmerzen, Geh-, Schluck- und Sprachstörungen kommen sowohl bei den eigentlichen Neurosen als auch bei den in Begleitung organischer Erkrankungen auftretenden neurotischen Syndromen vor. In differentialdiagnostischer Hinsicht bereitet vorwiegend die Bewertung der Organbeschwerden und -symptome Schwierigkeiten. Nicht selten bestehen kardiovaskuläre, respiratorische und gastrointestinale Störungen, auch Beschwerden von seiten der Bewegungsorgane und Zeichen hormonaler Dysfunktion.

Von grundlegender Bedeutung für die *Therapie* ist die Frage, ob es sich hierbei um eine echte Neurose oder aber um neurotische Beschwerden bei einer organischen Erkrankung handelt. Während man bei Neurosen eine Heilung durch sedative und psychotherapeutische Behandlung mit Regelung der Lebensweise erwartet, lassen sich neurotische Beschwerden, die organische Erkrankungen begleiten, mit Hilfe dieser Behandlung bestenfalls nur mildern. Nicht selten wird – leider – anstatt eingehender Untersuchungen im Hinblick auf organische Erkrankungen und gründlicher Analyse der Symptome eine sedierende Therapie durchgeführt. Wenn Zeichen einer körperlichen Erkrankung fehlen oder die subjektiven Beschwerden zu geringfügig erscheinen, wird oft die Diagnose Neurose gestellt. Spätere Untersuchungen ergeben häufig überraschenderweise eine organische Ursache bei lange Jahre hindurch als »funktionell« aufgefaßten Beschwerden und Symptomen.

Bei Beschwerden und Symptomen, die als psychogen erscheinen, soll man die Diagnose Neurose erst nach Ausschluß aller in Frage kommenden organischen Krankheiten aussprechen!

Neurotische Symptome können sich praktisch jeder organischen inneren oder neurologischen Krankheit anschließen. Diejenigen organischen Krankheiten, die am häufigsten Anlaß zu diagnostischen Irrtümern geben, sind folgende:

1. kardiovaskuläre Erkrankungen
   Frühstadium der Arteriosklerose
   schwer erkennbare Formen von Herzkrankheiten
2. allergische Erkrankungen
   Autoimmunkrankheiten
   allergische Erkrankungen des Magen-Darmtrakts
   Asthma bronchiale
3. hämatologische Erkrankungen
   Anämie
   Eisenmangel
   Erkrankungen der Blutbildungsorgane
4. chronische rheumatische Krankheiten
5. Tuberkulose
6. Muskelerkrankungen
7. neurohumorale Regulationsstörungen
8. Störungen des Elektrolyt- und Wasserhaushalts
9. Stoffwechselkrankheiten
10. seltene Nierenkrankheiten
11. chronische Vergiftungen
12. organisch-neurologische Krankheiten im Frühstadium

Kardiovaskuläre Beschwerden

Veränderungen des Pulsschlags und Blutdrucks, Extrasystolie, Schmerzen in der Herzgegend und rasche Ermüdung nach körperlichen Anstrengungen bereiten nicht selten differentialdiagnostische Schwierigkeiten.

Tachykardie

Sie macht die Differenzierung zwischen Karditis, Hyperthyreose und vegetativer Neurose notwendig.

Eine *Karditis* kann durch Belastungsproben, Elektrokardiogramm und Laboruntersuchungen ausgeschlossen werden. Nicht zu vergessen ist jedoch, daß die Belastungsproben auch bei vegetativen Neurosen infolge Erregung, die sie auslösen, eine Tachykardie bedingen können. Auch EKG-Veränderungen sind ab und zu festzustellen; meistens ist jedoch bei der Tachykardie die PQ-Zeit nicht wesentlich verändert, dagegen kommen erhöhte, »vegetativ bedingte« T-Wellen häufig vor. Die entsprechenden Untersuchungen werden durch Allgemeinzustand, Gesichtsfarbe und Gelenkerkrankung in der Anamnese bestimmt.

Bei *Hyperthyreosen* begegnet man außer einer ständigen gelegentlich auch einer paroxysmalen Tachykardie. In der Anamnese geben die Patienten an, daß sie Wärme schlecht vertragen und trotz guten Appetits erheblich an Gewicht abnehmen. Die schon bei der physikalischen Untersuchung feststellbaren Augensymptome (Graefe, Moebius, Stellwag, Dalrymple) leiten unseren diagnostischen Gedankengang.

Bei der *vegetativen Neurose* tritt die Tachykardie meistens nach psychischen Belastungen auf.

Bradykardie

Bei vegetativen Neurosen kann die Bradykardie nur Zeichen der Vagotonie sein. Häufiger aber ist sie Ausdruck von Störungen der Reizbildung und Reizleitung. Diese sind nur mit Hilfe des Elektrokardiogramms zu unterscheiden. Bei älteren, arteriosklerotischen Kranken hat eine Bradykardie nur überaus selten ihre Ursache in einer vegetativen Neurose, sondern ist *organisch bedingt*. Bei jüngeren Individuen sind die vegetative Neurose und die verschiedenen Herzblockformen zu differenzieren, was mit Hilfe des EKG stets möglich ist.

Extrasystolie

Häufig kommt sie bei neurotischen Individuen vor, noch häufiger bei myokardialen Läsionen. Ihre Ursache, die heterotope Reizbildung, macht eine eingehende internistische Untersuchung notwendig.

Blutdruckerhöhungen

Passagere Blutdruckerhöhung ist in der Mehrzahl der Fälle bei vegetativen Neurosen und in der neurogenen Phase der Hypertonie vorhanden. Die Therapie unterscheidet sich im Grunde genommen bei beiden Formen nicht, da die pathogenetischen Faktoren die gleichen sind. Natürlich muß man die Bedeutung von endokrinen Krankheiten, Intoxikationen, organischen Nerven-, Herz- und Gefäßkrankheiten in Betracht ziehen. Die anfallsweise auftretende Hypertonie beim Phäochromozytom kann den Eindruck einer Neurose erwecken. Neben der Blutdruckerhöhung finden sich in diesen Fällen Gesichtsrötung und Hitzewallungen. Bei jüngeren Patienten gehen Hyperthyreose, Aortenisthmusstenose und Nierenkrankheiten mit Hochdruck einher. Eine fixierte Hypertonie lenkt die Aufmerksamkeit auch bei scheinbar neurotischen Beschwerden auf die erwähnten Krankheitsbilder.

Blutdruckabfall und Kollaps

Blutdruckabfall und Kollaps kommen auch bei Neurotikern vor. Sie sind auf vasoneurotische Faktoren zurückzuführen und gewöhnlich von nur kurzer Dauer. Orthostatische Puls- und Blutdruckveränderungen machen uns auf die neurovegetative Genese aufmerksam. Bei länger dauernder Blutdrucksenkung und Kollapszuständen liegt die Wahrscheinlichkeit einer inneren Krankheit nahe.

Eine *neurozirkulatorische Asthenie* mit kardialer Palpitation und Pulswechsel kann sowohl eine Senkung als auch Erhöhung des Blutdrucks auslösen.

Schmerzen in der Herzgegend

Sehr wichtig ist die Differentialdiagnose zwischen *Myokardinfarkt* bzw. *Angina pectoris* und den Herzbeschwerden neurotischen Ursprungs. »Unerträgliche« Schmerzen in der Herzgegend bei jüngeren Individuen in gutem Allgemeinzustand sind im allgemeinen neurotisch bedingt. Die Lokalisation der Schmerzen ist insofern kennzeichnend, als sie bei Neurotikern »spielkartenherzartig« in der linken Seite des Brustkorbs angegeben wird. Beim Infarkt bzw. bei der Angina pectoris sind die allgemeinen Symptome wesentlich ausgeprägter (Sinken des Blutdrucks, bleiches Gesicht, Schweißausbruch). Bei bejahrten Kranken sind sowohl Schmerzempfindung als auch Reaktionsbereitschaft vermindert, deshalb können die erwähnten Zeichen weniger deutlich hervortreten. Elektrokardiogramm und Laborbefunde (Serumtransaminase, Blutsenkungsgeschwindigkeit) ermöglichen die richtige Diagnose.

Schmerzen in der Herzgegend werden auch bei jüngeren Individuen durch eine *Mitralstenose*, bei älteren durch *Aortenkrankheiten* verursacht. Wenn die Auskultation bei Mitralstenose nur geringfügige Anomalien ergibt, besteht die Gefahr, die Beschwerden einer Neurose zuzuschreiben.

Bezüglich der Brustschmerzen bei *Interkostalneuralgie* und Halswirbelveränderungen sei auf S. 120 hingewiesen.

Respiratorische Beschwerden und Symptome

Zu den charakteristischen neurotischen Atmungsbeschwerden gehört die Klage über die Unfähigkeit, ausreichend tief Atem holen zu können, was häufig auch bei der Angina pectoris angegeben wird. Neurotische Kranke haben oft das Gefühl, ihr Hals werde zusammengepreßt, deshalb bekämen sie keine Luft. Ebenfalls können Atembeschwerden und Druckgefühl einen neurotischen Eindruck erwecken, auch wenn sie als initiale Klage eine Geschwulstentwicklung in den oberen Luftwegen ankündigen.

Anfallsweise tritt bei Neurotikern Hyperpnoe auf. Trotz der erwähnten Beschwerden bleiben Allgemeinzustand, Gesichtsfarbe, Pulsschlag und Schleimhautfärbung normal. Wenn dagegen eine kardiovaskuläre oder respiratorische Erkrankung besteht, sind ihre Begleiterscheinungen – Veränderungen des Pulses, des Blutdrucks und der Auskultationsbefunde sowie Zyanose – immer vorhanden. Bereits bei der Inspektion läßt sich die erschwerte Atmung u. a. durch die Inanspruchnahme der Hilfsmuskeln erkennen. Eine erschwerte Ausatmung ist oft neurotisch bedingt. Beim sog. Asthma nervosum tritt die Hilfsmuskulatur nicht in Aktion, auch fehlt die Zyanose.

Wenn wir die Anfälle beim Asthma bronchiale nicht beobachten können, dann ergeben sich diagnostische Schwierigkeiten. Da bei Asthmatikern eine Labilität des vegetativen Nervensystems auch in mancher anderen Beziehung besteht, hören wir von ihnen oft auch mannigfaltige nervöse Beschwerden. Zu neurotischer Kurzatmigkeit kommt es gewöhnlich nachts oder bei psychischen Erregungen. Bei Asthma bronchiale sind meistens allergisierende Substanzen, welche die Anfälle auslösen, nachweisbar. Für das Schicksal des Kranken kann es entscheidend sein, daß die Abgrenzung gegenüber einer rein neurotischen Dyspnoe bereits im Frühstadium erfolgt.

Sind es Stoffwechselerkrankungen (Frühstadium eines diabetischen Komas, Leberkrankheiten, Urämie), welche die Atemstörung verursachen, so führt die Verschlechterung des Bewußtseinszustandes zur richtigen Deutung der anfänglich als neurotisch erscheinenden Symptome.

Husten

Bei Neurotikern wird Husten hauptsächlich durch Erregungen oder andere psychische Belastungen ausgelöst. Nicht selten ist ihr Husten dem der Tuberkulösen oder Asthmatiker ähnlich, jedoch ist der Neurotiker nicht in der Lage, zu expektorieren; er hustet meistens tagsüber, da die auslösenden psychischen Faktoren dann zahlreicher sind. Dagegen tritt der Husten bei Tuberkulose oder Asthma bronchiale vorwiegend nachts auf.

Nächtliche Dyspnoe

Sie ist charakterisiert durch eine primäre oder, infolge Schwäche der linken Herzkammer, durch eine sekundär entstehende nächtliche Stauung im kleinen Blutkreislauf. Die Hypoxie kann zu psychischen Symptomen führen, die den Eindruck eines neurotischen Ursprungs erwecken können. Tachykardie, Zyanose, physikalischer Befund und Verhalten des Blutdrucks sowie auffallende Blässe und Schweißausbrüche weisen auf die richtige Diagnose hin. Auch bei Cor pulmonale bzw. Emphysem kann eine nächtliche Dyspnoe auftreten.

Gastrointestinale Beschwerden und Symptome

Zahlreiche Magen-Darmerkrankungen entwickeln sich auf dem Boden einer vegetativen Neurose. Geklagt wird sowohl bei der Neurose als auch bei den durch sie hervorgerufenen organischen Veränderungen über Blähungen, Brechreiz, Erbrechen, Diarrhoe und Obstipation sowie Bauchschmerzen. Neurotische Bauchschmerzen sind nicht umschrieben, meistens treten sie nach psychischen Erregungen, seltener in Ruhe auf; der Patient klagt über eine schmerzhafte Darmperistaltik. Bei den abdominalen Beschwerden, die im Liegen auftreten, sind Erkrankungen der Wirbelsäule (thorakale oder lumbale Diskopathie, Spondylose) auszuschließen (s. S. 127 und 146).

Diarrhoe

Ein bald nach der Nahrungsaufnahme sich manifestierender Durchfall kommt infolge beschleunigter Darmperistaltik bei Neurotikern, bei allergischen Erkrankungen im Bereich des Magen-Darmtrakts und bei Gallensteinleiden häufig vor. Im Falle allergischen Ursprungs läßt sich in der Regel nachweisen, welches Nahrungsmittel auslösend wirkt.

Appetitlosigkeit

Appetitlosigkeit stellt sich außer bei Neurosen auch oft als Folge von Hypazidität, Geschwülsten des Magens und anderer Organe sowie Leberkrankheiten ein. Die Abneigung gewissen Speisen gegenüber (vor allem gegenüber Fleisch) kann den Eindruck einer Neurose vermitteln, sie ist jedoch häufig erster Hinweis auf Magenkrebs.

Meteorismus

Meteorismus ist nur selten neurotisch bedingt. Magen-Meteorismus kann unter Umständen nach hysterischen Anfällen beobachtet werden. Darm-Meteorismus dagegen kann bei den verschiedensten pathologischen Zuständen des Verdauungstraktes bestehen. *Aerophagie* verursacht meistens nur Magen-Meteorismus.

Störungen der Speichelabsonderung

Nicht selten klagen Neurotiker über einen trockenen Mund, ohne daß an der Schleimhaut Veränderungen zu erkennen sind. Vorübergehende Steigerung der Speichelabsonderung kommt bei ihnen ebenfalls vor, z. B. bei Erregungen. Entzündungen oder Geschwülste innerhalb der Mundhöhle werden jedoch von einer ständig gesteigerten Speichelabsonderung und meistens auch von Schmerzen begleitet.

Schluckstörungen

Schluckstörungen werden von Neurotikern nicht selten angegeben, wobei sie sich aber nicht verschlucken und infolgedessen auch nicht husten. Bekanntlich tritt ja bei echter Lähmung der Schlund- und Kehlkopfmuskulatur nach Aufnahme flüssiger Nahrung Husten auf. Bei Geschwülsten des Schlundes, der Speiseröhre und der Kardia können bereits im Frühstadium das Schlucken und die Weiterbeförderung von festen Speisen behindert sein.

Richtungweisend sind in der *Differenzierung zwischen Erkrankungen des Verdauungstraktes und Neurosen* die Gesichtsfarbe und die belegte Zunge, der physikalische Befund und die Laboruntersuchungen. Die nur schwer diagnostizierbaren, uncharakteristische Beschwerden verursachenden tuberkulösen und mykotischen Erkrankungen des Verdauungstraktes erwecken häufig den Anschein neurotischer Beschwerden.

Die Neurotiker pflegen Klagen über verschiedene Organe vorzubringen, während Patienten mit organischen Erkrankungen die Beschwerden, seien sie auch ungewöhnlich, fast stets auf ein einziges Organ beziehen.

Beschwerden und Symptome seitens der Harnorgane

Schmerzen in der Nierengegend und im Unterleib sowie Miktionsstörungen kommen sowohl bei organischen Erkrankungen als auch bei Neurosen vor. Häufiges Urinieren ist ein Begleitsymptom der Beklemmung und aller aktuellen psychischen Belastungen bei Neurotikern. Für kurze Zeit kann aber auch eine Anurie bestehen. Organische Miktionsstörungen sind mit anderen Beschwerden vergesellschaftet (Schmerzen, brennendes Gefühl beim Urinieren), die Anurie dauert hierbei länger. Bezüglich der Differentialdiagnose zwischen neurotischen Nieren- bzw. Unterleibsschmerzen und Schmerzen bei Nephrolithiasis weisen bereits vor der Untersuchung des Urins die allgemeinen Symptome (blasse Gesichtsfarbe, Schweißausbruch, Lendenschmerzen, Tastbefund) auf letzteres Krankheitsgeschehen hin. Schmerzen in der Nierengegend kommen allerdings auch bei Erkrankungen der Wirbelsäule vor (vgl. Kap. VIII).

Sonstige Beschwerden und Symptome

Tremor

Der *neurotische Tremor* ist grobschlägig und nicht ganz rhythmisch, der hyperthyreotische feinschlägig und ständig vorhanden. Bei Lebererkrankungen findet sich meistens ein grobschlägiger, nicht rhythmischer Tremor. Extrapyramidale Erkrankungen gehen mit wechselvollen Formen des Zitterns und Veränderungen des Muskeltonus einher.

Schmerzen

Klagen über Schmerzen im ganzen Körper können differentialdiagnostische Schwierigkeiten bereiten, da eine ähnliche »Polyalgie« auch bei endokrinen Krankheiten und (autoimmunen) Prozessen des Bindegewebes und der Muskeln vorkommt. Um eine Psychogenese zu sichern, sind diese Erkrankungen auszuschließen.

Rasche Ermüdbarkeit, periodisches Schwächegefühl

Rasche Ermüdbarkeit und periodisches Schwächegefühl sind häufige Beschwerden der Neurotiker. Charakteristisch ist aber die Adynamie für die *Hypadrenie,* bei der Hypotonie, Anämie, Abmagerung, Magenbeschwerden und Pigmentstörungen die Diagnose sichern. Hypoglykämische Zustände gehen mit rascher Ermüdung, psychomotorischer Erregung und Hungergefühl, blasser Haut, kaltem Schweiß, Pupillenerweiterung, Zittern und gesteigerten Eigenreflexen einher. Ein sekundärer Hyperinsulinismus kann durch eine vegetative Neurose ausgelöst werden. Im Anfangsstadium eines Insuloms stehen häufig die psychischen Symptome im Vordergrund, die durch die Hypoglykämie hervorgerufen werden. Unter den Störungen des Elektrolyt- und Wasserhaushalts lösen Veränderungen des Kalzium- und Kaliumspiegels die allgemein bekannten Symptome aus.

Rasche Ermüdbarkeit ist ein gar nicht seltenes Zeichen auch anderer endokriner Krankheiten (der Hypophyse und der Schilddrüse). Wenn der organische Befund wenig ausgeprägt ist, kann die Differentialdiagnose gegenüber Neurosen ziemlich schwierig sein.

Myalgien und Muskelermüdung

Myalgien und Muskelermüdung sind oft bei Neurotikern zu beobachten. Im Anfangsstadium von Myopathien und Myositiden können die krankhaften Befunde so gering sein, daß die Verwechslung mit einer Neurose möglich ist.

Kopfschmerzen

Bei Neurotikern können sie vasoneurotischer Genese sein. Nicht selten aber dienen sie zur Bezeichnung einer inneren Unsicherheit; der Schmerz ist ständig vorhanden, äußert sich dumpf oder als Druck und breitet sich über den ganzen Kopf aus. Wiederholte eingehende Untersuchung und Exploration wird die Natur der Beschwerden sowie die auslösenden psychischen Faktoren aufklären. Im übrigen sei bezüglich der pathogenetischen Faktoren des Kopfschmerzes auf Kapitel IV verwiesen.

Fieber

Bei vegetativer Neurose kann der Reizzustand des Dienzephalons Temperaturerhöhungen bedingen. Eine solche Deutung des Fiebers setzt jedoch den Ausschluß von Infektionskrankheiten voraus. Schwierig kann die Differentialdiagnose bei Autoimmunkrankheiten sein, da zu Beginn die allgemeinen Beschwerden (rasche Ermüdung, Schwindel, Reizbarkeit, Schlafstörungen) neurotischen Anschein haben können.

Schwindelgefühl und Gleichgewichtsstörungen

Über Schwindelgefühl und Gleichgewichtsstörungen klagen Neurotiker häufig. Sie sind von unsystematischem Charakter. Für die Deutung der Beschwerden sind otologische und ophthalmologische Untersuchungen unerläßlich. Das Bestehen von Nystagmus sichert die organische Genese. Im übrigen verweisen wir auf Kapitel IV.

Taubheitsgefühl

In den distalen Extremitätenteilen kann es bei Hypokalzämie, bei Gefäß- und Stoffwechselerkrankungen und auch bei Neurosen auftreten. Wenn die Hypokalzämie keine tetanischen Anfälle hervorruft, kann man sie nur mit Hilfe der Laboruntersuchungen diagnostizieren; unter den Beschwerden erwähnen die Kranken eine Agoraphobie, die ein charakteristisches Frühsymptom bei der Hypokalzämie darstellen kann.

Schlafstörungen

Diese überaus häufige Beschwerde neurotisch Kranker wird bei manchen endokrinen und metabolischen Störungen von motorischer Unruhe begleitet. In fortgeschrittenem Alter muß man die Möglichkeit einer Arteriosklerose in Betracht ziehen, aber auch bei jüngeren Individuen kann eine Gefäßerkrankung vorliegen, die infolge zerebraler Hypoxie Schlaflosigkeit hervorruft.

Periodische Hypersomnie

Periodische Hypersomnie ist charakteristisch für die Narkolepsie, sie kommt aber auch bei übermüdeten Neurotikern vor. Neben diesen beiden Krankheitsbildern muß man als Grundkrankheiten das Cor pulmonale und Stoffwechselkrankheiten erwägen.

Periodische Denkstörungen

Periodische Denkstörungen kommen bei Neurotikern in ermüdetem Zustand vor und erfordern den Ausschluß von organischen Krankheiten, die mit transitorischer zerebraler Hypoxie einhergehen.

Krankheitsvorgänge, welche oft differentialdiagnostische Schwierigkeiten bereiten

Nach der vorangegangenen symptomatologischen Übersicht seien noch kurz die neurotischen Zeichen angeführt, welche die organischen Krankheitsbilder begleiten.

Wenn ein Neurotiker an einer inneren Krankheit leidet, so berichtet er über seine Beschwerden mit neurotischer Färbung und betont auch die organisch begründeten in einer ihm eigenen neurasthenischen Art und in übertriebener Form (z. B. »unerträgliche« Schmerzen unter dem Rippenbogen bei leichter Cholezystitis). Jedoch sind wir verpflichtet, auch bei Kranken, die wir bereits als Neurotiker kennen, die Untersuchung jenes Organs gründlich vorzunehmen, worauf sich die Beschwerden beziehen.

Die *Arteriosklerose* ist in ihrem Anfangsstadium nicht immer ohne weiteres zu erkennen. In ihren späteren Phasen ermöglichen das Fundusbild sowie die EKG-Veränderungen in den meisten Fällen die Diagnose.

Chronische rheumatische Erkrankungen bereiten diagnostische Schwierigkeiten nur dann, wenn sie sehr symptomenarm sind. Besonders bei periodischem Aufflackern des Prozesses bringen erst wiederholte Laboruntersuchungen die Klärung.

Die *Autoimmunkrankheiten* finden infolge ihres verhältnismäßig seltenen Vorkommens noch nicht die nötige Beachtung. Fieber, allgemeine Schwäche, Beschwerden von seiten der Bewegungsorgane, Nierenveränderungen, Eiweißwerte des Serums einschließlich des Elektrophoresebefunds, als Ergänzung schließlich noch die bioptischen Befunde sichern in der Mehrzahl der Fälle die Diagnose.

Eisenmangel kann auch ohne Anämie neurasthenische Beschwerden hervorrufen. Er kommt vorwiegend bei asthenischen jungen Frauen vor. Appetitlosigkeit, Schwäche, Schwindel und Gefühl von Unsicherheit erwecken den Verdacht auf eine Neurose. Die richtige Diagnose kann man nur durch wiederholte Bestimmungen des Serumeisens stellen.

Auch *Störungen des Elektrolyt- und Wasserhaushalts* können diagnostische Schwierigkeiten bereiten. Eine Erpozid-Behandlung (kombinierte Behandlung mit Rauwolfia- und diuretischen Präparaten) führt mitunter zur Hypokalzämie. Bei Diabetikern kann eine neurotisch erscheinende Schwäche die Folge der mit der Insulinbehandlung verbundenen Kalium-Gleichgewichtsstörung sein. Bei älteren Arteriosklerotikern löst mitunter schon eine durch geringfügige Diarrhoe bedingte mäßige Exsikkose Desorientiertheit aus. An eine Hypokalzämie ist nach einer Strumektomie oder anderen Operation am Hals zu denken. Der Trousseausche Versuch und besonders die Bonnsdorfsche Probe gibt in solchen Fällen wertvolle Hinweise. (Die Manschette des Tonometers wird auf den Mittelwert zwischen dem systolischen und diastolischen Blutdruck eingestellt; darauf erfolgt eine krampfhafte Zusammenziehung der Hand.)

Unter den *Stoffwechselkrankheiten* kann die Zuckerkrankheit in ihrem Frühstadium diagnostische Schwierigkeiten bereiten. Manche Kranken wenden sich wegen neurologischer Beschwerden (Taubheitsgefühl, Parästhesien) an den Arzt, der abgeschwächte tiefe Reflexe findet; die Laboruntersuchungen decken schließlich einen Diabetes auf.

Chronische Intoxikationen, gleich welcher Ursache, führen häufig zu neurotischen Störungen. Ein sorgfältiges Erforschen der Umweltsfaktoren ist nötig, jedoch nicht immer leicht.

Infolge ihres häufigen Auftretens soll unter den *endokrinen Erkrankungen* die Hyperthyreose erneut hervorgehoben werden.

Auch im *Frühstadium organischer Nervenkrankheiten* finden sich in vielen Fällen Beschwerden neurasthenischer Art. Besonders oft bereiten die Anfangsphasen der multiplen Sklerose diagnostische Schwierigkeiten, da die Beschwerden und Symptome noch nicht eindeutig sind und sich in Gleichgewichtsstörungen, Schwindelgefühl und Lebhaftigkeit der Eigenreflexe erschöpfen. Besonderes Augenmerk ist auf das Gesichtsfeld, den Vestibularis- und Liquorbefund zu richten.

Sehr oft werden noch ungeklärte Krankheitsbilder, bei denen zuerst neurotische Beschwerden im Vordergrund stehen, als Neurosen aufgefaßt. Kenntnis und Beachtung der prämorbiden Persönlichkeit des Kranken sind für die Differentialdiagnose sehr förderlich.

Nach der heute herrschenden Meinung können neurotische Reaktionen bei jedem Menschen zustande kommen. Ihr Auftreten hängt vorwiegend von Art und Ausmaß der »neurotisierenden Dosis« ab. Von entscheidender Bedeutung für die Therapie und das weitere Schicksal des Patienten ist das richtige Erkennen des auslösenden Faktors.

Schrifttum

Bumke, O., und Foerster, O.: Handbuch der Neurologie. Bd. XVII, Springer, Berlin 1935.

Braun, E.: Die neurasthenische Reaktion. In: Bumke, O., und Foerster, O.: Handbuch der Neurologie. Bd. XVII, Springer, Berlin 1935, p. 426—477.

Freud, S.: Das Unbehagen in der Kultur. Int. Psych. Verl., Wien 1930.

Freud, S.: Aus der Geschichte einer infantilen Neurose. Int. Psych. Verl., Wien 1934.

JAHRREIS, W.: Die sog. Organneurose. In: BUMKE, O., und FOERSTER, O.: Handbuch der Neurologie. Bd. XVII, Springer, Berlin 1935, p. 477—531.
KLIMKOVÁ-DEUTSCHOVÁ, E., und MACEK, Z.: Neurasthenie und Pseudoneurasthenie. VEB Verlag Volk und Gesundheit, Berlin 1959.
KRETSCHMER, E.: Körperbau und Charakter. Springer, Leipzig 1930.
NYIRŐ, GY.: Pszichiátria (Psychiatrie). Medicina, Budapest 1962.
NYIRŐ, GY.: Orv. Hetil. *98*, 1283 (1957).
TARISKA, I.: Öregkori ideg- és elmegyógyászati kórképek (Neurologische und psychiatrische Krankheitsbilder im Greisenalter). Medicina, Budapest 1967.

Sachverzeichnis

Anhang

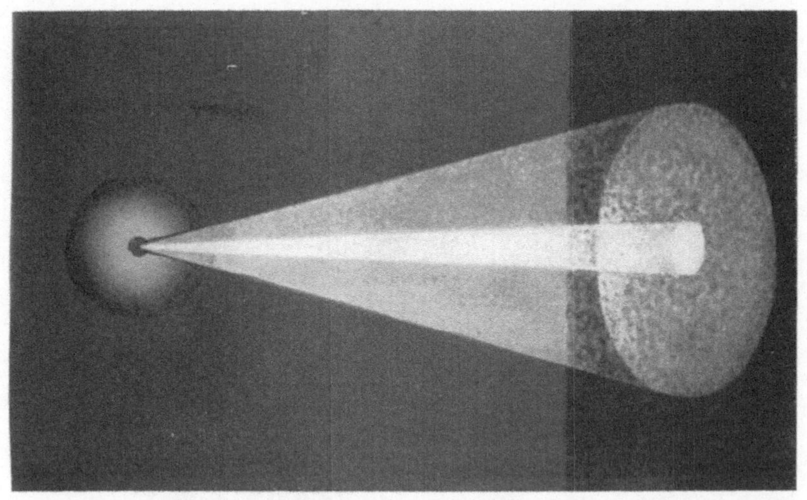

Abb. 6. (s. S. 40) Schema der Bewußtseinsfunktion (nach WEBER und JUNG)

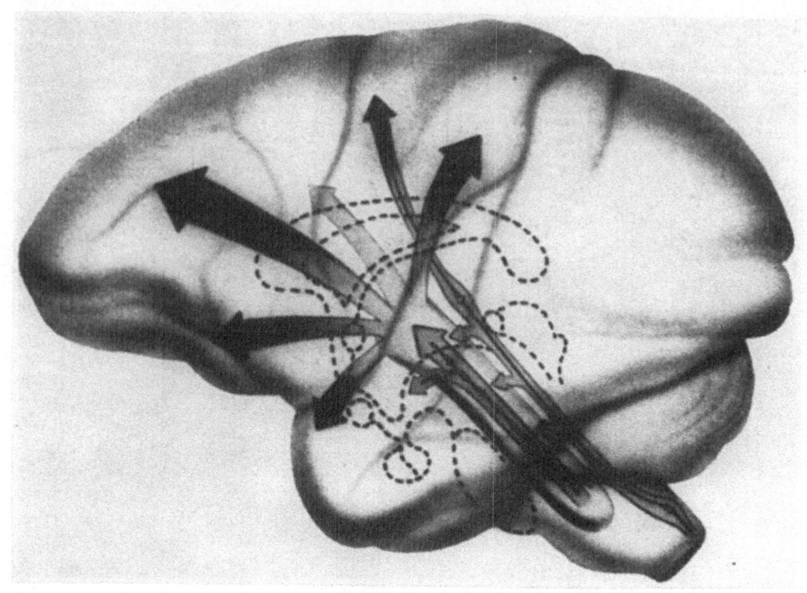

Abb. 7. (s. S. 41) Schema des aufsteigenden integrierenden Hirnstammsystems (nach MAGOUN)

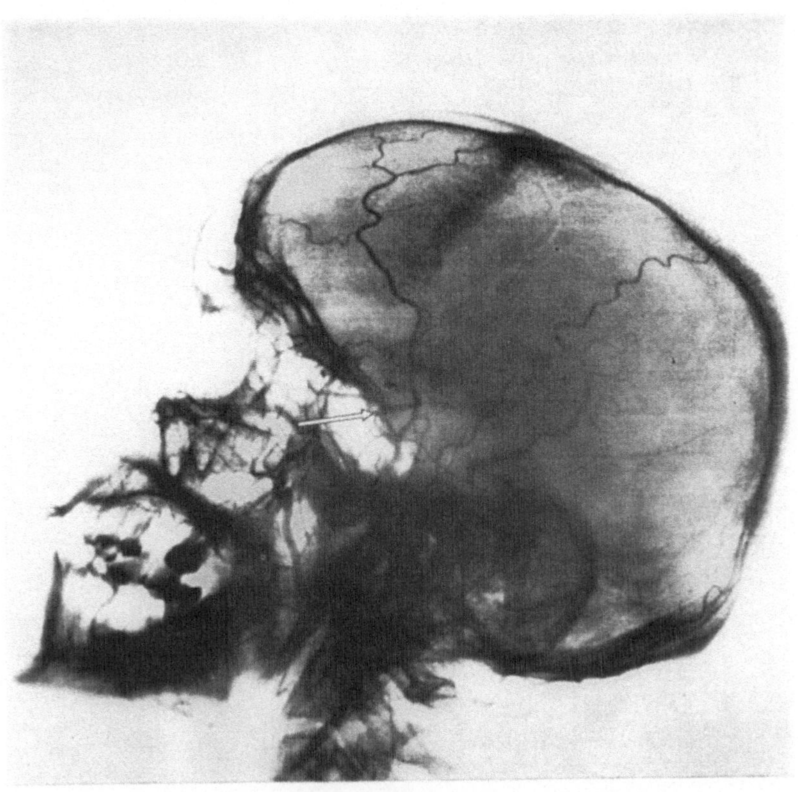

Abb. 9. (s. S. 108) Karotisarteriogramm. Der Siphon (→) erhielt Kontrastmaterial aus der A. ophthalmica und ließ Zweige der A. cerebri media, allerdings nur dürftig, füllen; unterhalb des Siphons blieb die Carotis interna ungefüllt

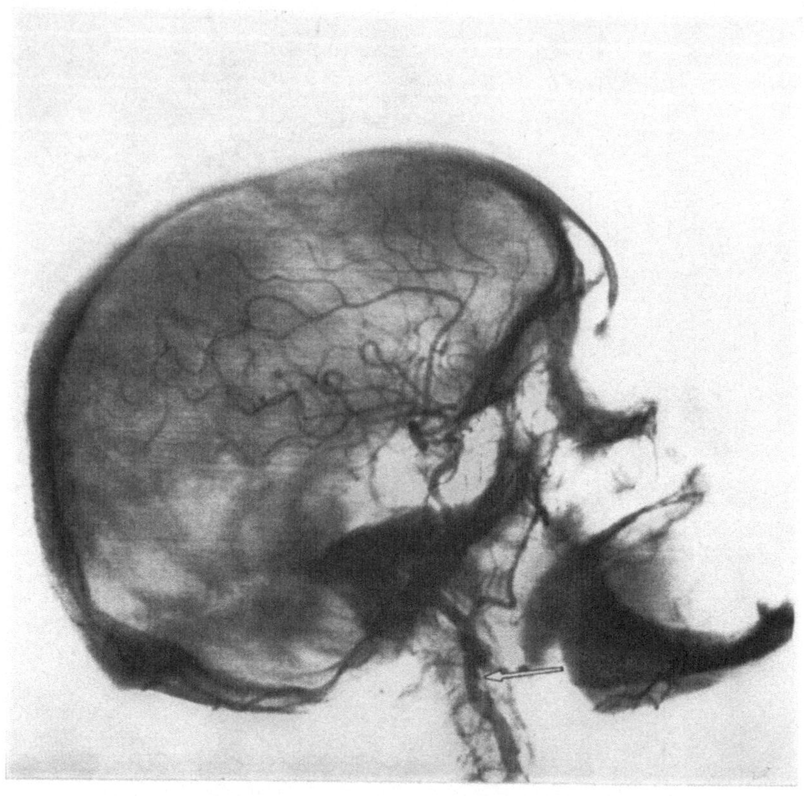

Abb. 11. (s. S. 111) Karotisarteriogramm eines Kranken mit rechtsseitiger Hemiparese und Aphasie. Verdrängung und Einengung des zervikalen Abschnittes der linksseitigen Carotis interna durch eine Struma nodosa

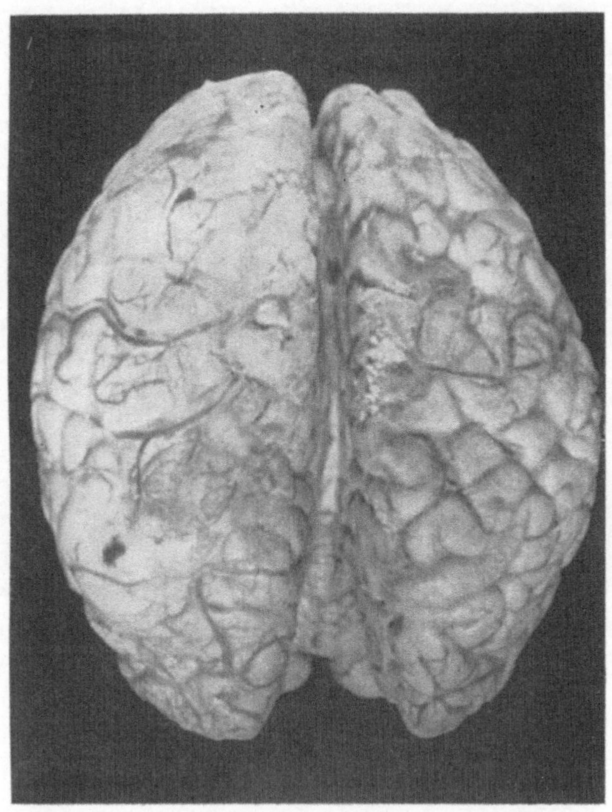

Abb. 12. (s. S. 112) Gehirn eines Kranken mit Karotiseinengung. Ödem der linken Hemisphäre mit Abflachung der Windungen im Versorgungsgebiet der Carotis interna

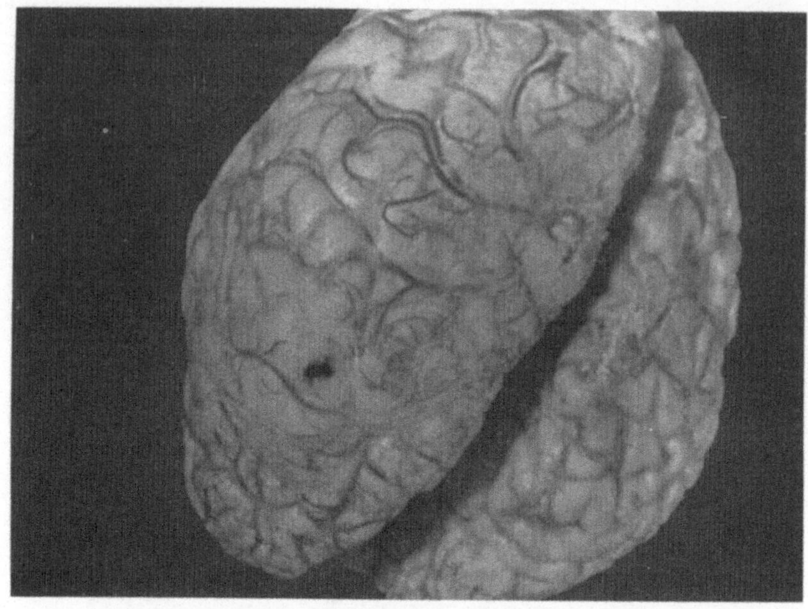

Abb. 13. (s. S. 112) Halbseitenansicht desselben Gehirns wie in Abb. 12. Das von der A. cerebri posterior versorgte okzipitale Gebiet ist verschont geblieben